社区心理健康宣教实践探索

高新义　著

中国海洋大学出版社

·青岛·

图书在版编目（CIP）数据

社区心理健康宣教实践探索 / 高新义著. —青岛：中国海洋大学出版社，2021.5
ISBN 978-7-5670-2836-4

Ⅰ.①社… Ⅱ.①高… Ⅲ.①社区服务—心理健康—健康教育 Ⅳ.①R395.6

中国版本图书馆CIP数据核字（2021）第103894号

社区心理健康宣教实践探索

出版发行	中国海洋大学出版社
社　　址	青岛市香港东路23号　　　邮政编码　266071
网　　址	http://pub.ouc.edu.cn
出 版 人	杨立敏
责任编辑	付绍瑜
电　　话	0532-85902533
电子信箱	184385208@qq.com
印　　制	日照日报印务中心
版　　次	2021 年 5 月第 1 版
印　　次	2021 年 5 月第 1 次印刷
成品尺寸	170 mm × 230 mm
印　　张	11.75
字　　数	153千
印　　数	1～1000
定　　价	45.00元
订购电话	0532-82032573（传真）

发现印装质量问题，请致电18663037500，由印刷厂负责调换。

Foreword

前　言

　　社区是心理卫生服务体系的落脚点，社区心理卫生服务体系的建设是一个系统工程。在社区建立心理卫生服务体系，开展心理健康宣教，面向公众，惠及民生，是每一个心理工作者、社区工作者的使命。

　　在社区心理健康教育中，普遍性预防、选择性预防、指征性预防是心理健康干预谱系的基础。心理健康宣教与促进是心理健康谱系的重要成分。社区心理健康教育的开展，要以人为本，重视覆盖面、可及性与有效性，注重充分利用社会资源、社区资源，形成多部门联动合作的协作协调机制。

　　笔者从2005年开始跟从著名心理学家杨凤池教授在新疆克拉玛依区开展社区心理卫生服务体系建设的实践探索，见证并参与了克拉玛依区从第一阶段的心理宣教，到第二阶段的联动机制建设，再到第三阶段的心理建设社会化的发展历程。在此期间，笔者参与了科技部国家科技支撑计划项目"心理疾病的预防研究与示范项目"课题八"应用于心理疾病防治的社区心理健康宣教、干预示范"新疆示范点建设，主持了山东省医药卫生计划项目"早期创伤、家庭环境对神经症患者焦虑的影响及干预研究"，并在山东省潍坊市开展了社区心理健康宣教的实践工作。

本书首先从社区心理服务体系建设入手，介绍了社区心理健康宣教实践探索、社区心理咨询的理论基础、咨询师的自我觉察；然后介绍了社区心理危机干预、家庭关系与心理调适、儿童的心理疏导与保护；最后介绍了社区焦虑问题，尤其是神经症患者的焦虑的干预、消防人员的创伤后应激障碍的预防。

本书主要读者对象是从事心理健康教育和社区心理健康宣教的工作者及心理学爱好者。

本书也是山东省医药卫生计划"早期创伤、家庭环境对神经症患者焦虑的影响及干预研究"（2017WS062）、克拉玛依区政府横向课题"心理专业人员心理专业实践能力的培养"的研究成果，感谢两个课题的资助。

由于作者水平有限，书中难免存在不当之处，恳请读者指正和批评。

高新义

2020年12月

Contents

目 录

第一章　社区心理健康宣教实践探索

第一节　社会心理服务体系建设概述

随着生活节奏的加快，竞争压力的加大，人们比以往更迫切需要心理健康知识、心理健康维护的技能，需要心灵的疏导与帮助。心理卫生工作成为建设平安中国、健康中国、幸福中国的重要途径，是实现社会稳定的一项刻不容缓的事业。平安中国是心理卫生工作的基础，健康中国是心理卫生工作的保障，幸福中国是心理卫生工作的目标。

就当前我国社区开展心理健康教育的方式来看，注重社区心理健康服务是促进社会和谐，建设人文社区、智慧城市的重要内容之一。许多城市社区经过前期的探索，开始在社区利用各种专业化或半专业化的服务手段来帮助人们解决日常生活、工作、情感中的心理问题。具体服务方式包括聘请心理专家，开展心理健康讲座；建立心理档案，开展社区民众心理健康普查工作；通过各种社区宣传媒体广泛宣传心理健康知识；组织街头现场心理健康咨询；编写心理科普书籍，发放心理保健知识宣传资料，普及和推广心理健康知识；开展心理健康主题座谈会；成立心理健康活动中心等。

社区在心理学知识的普及和应用方面扮演着重要的角色。积极的社区教育可形成以关怀、信任为基础的社区教育体系。

来自社区教育的关怀和积极的情感可以为社区居民提供安全的基地，并且在关键时候能够提供必要的帮助，帮助遇到危机的个体，允许他们探索人生中重要目标。这种积极的氛围能够在社区中有效流转，使居民舒适之后再出发。

由于心理疾患的病因及发病机制非常复杂，大多数心理疾患呈慢性病程发展，目前尚缺乏有效的治愈方法；需要长期医学、心理社会康复治疗。心理疾患致残疾率高，所导致的疾病负担非常沉重。随着疾病模式的转变和健康概念的更新，当代精神卫生服务的发展趋势和方向，不论发达国家还是发展中国家，正由传统的对心理疾患的临床诊治转向对精神卫生的促进和维护，由精神卫生专业机构转向社区防治，由心理疾患患者转向全人群预防教育。开展全人群的心理健康服务，建立和发展覆盖面更广的社区心理卫生服务（Community Mental Health Service System）网络，是遏制心理疾患发生、保证全人群心理健康的有效策略。世界卫生组织（World Health Organization，WHO）早在2001年的报告《精神卫生：新的希望，新的理解》中就指出，要通过整合性的公共卫生的方法来提供精神卫生服务，并强调"预防为主，促进心理健康"的原则。预防心理疾患和促进心理健康的措施主要是通过影响心理疾患的非特异性风险因素和保护因素，来降低某些心理疾患的发病率和患病率。心理健康促进和心理疾患预防工作由于多学科交叉合作得到了迅速发展，社会学、生物学和神经科学的研究使我们对危险及保护性因素在心理疾患发生发展过程中的作用有了更深的认识，发展了一系列有效预防措施。

个体和家庭相关的危险和保护因素包括生物学的、认知的、情绪上的、行为上的、人际的或与家庭背景相关的因素，这些因素在生命的敏感期对心理健康有极强的影响。社会、经济和环境的危险和保护因素则与贫穷、战争、不公平待遇等许多重大问题有关。例如，生活在社会经济环境不佳的社区里的公民，产生精神健康问题、抑郁和主观健康感较低的危险性大大增加。其他一些重大的社会问题如城市化、战争、移民、种族歧视和经济动荡，也都与精神疾病症状如战争相关的创伤后应激障碍（Past-Traumatic Stress Disorder，PTSD）、抑郁、焦虑、酒精相关障碍等有关。正因为如此，WHO在《精神障碍的预防：有效干预措施与政策的选择》中明确提出，需要在一个更广泛的公共卫生框架内将心理健康促进与心理疾患的预防进行整合。

与其他公共卫生类似，心理疾患的预防可分为一级到三级预防。一级预防包括普遍性、选择性和针对性预防三个方面。普遍性预防（Universal Prevention）指针对普通人群或者说是不具有肯定的危险因素的整个人群的预防措施；选择性预防（Selective Prevention）是针对那些生物学、心理学和社会学有确切证据的、发生精神障碍的概率明显高于一般人群的个体和人群；针对性预防（Indicated Prevention）则是针对高危人群，即那些没有明显精神症状，但可检测到某些心理疾患的先兆症状和体征的，或具有某些易发生精神障碍的生物学标记，但在当时尚未达到精神障碍诊断标准的人群（Mrazek et al. 1994）。目前，世界各国对心理疾患的一级预防非常重视，即通过对普遍性、选择性和针对性预防措施进行总结，提供能在整个国家和地区实施的有效的策略。二级预防则在于通过早发现、早治疗来降低确诊的精神障碍患者在人群中的患病率。三级预防包括减少残疾、促进康复和防止疾病的复发，目前主要采用医学、心理、社会综合干预的模式。心理疾患预防工作是一个涉及多学科的系统工作，需要卫生、教育、社区等多部门共同合作才能取得成功。

社区心理健康服务对心理疾患的预防，在使心理疾患的预防和心理健康的促进成为一个整体服务的过程中，都处于一个战略性的重要位置。例如，在对心理疾患的预防中，研究发现精神分裂症等重性疾病在年轻人群中有较高的发病率。从年龄阶段上看，12～26岁是精神病性障碍的发病高峰期（Moon et al. 1999；Patton，1996）。有证据表明，抑郁、精神分裂症的早期发现、早期治疗可使其预后得到大大改善（Kupfer et al. 1989；

Loebel et al. 1992），以人群为基础的针对性干预措施和早期干预策略可以减少这类精神病性障碍所致的巨大负担。如斯堪的那维亚早期治疗与识别精神病研究（Scandinavian Early Treatment and Identification of Psychosis Study，TIPS）开发的"指南针策略"（Compass Strategy）是一个着眼于提高社区意识的心理健康运动，旨在提高社区对心理疾患的认识，以使年轻人更多地寻求早期帮助和治疗的预防计划。通过发展及运用有效的社区预防措施，提高年轻人及其家人和其他相关的社区人员对心理卫生知识的知晓率，使12～25岁初发精神病的年轻人在早期即寻求帮助，以减少治疗的延误。指南针的设计以"促进健康的先行模式"（Precede-Proceed Model for Health Promotion）为指导（Green et al. 1999），包含三个核心要素，即社区咨询服务、开展心理健康教育和有效的评价体系，以多层面的管理和咨询，根据不同的计划原则，为人们提供策略方向。从2001年起，"指南针策略"在澳大利亚应用并得到了系统的评估。结果显示，以社区为基础的整体预防策略在其他精神障碍，如品行障碍、攻击和暴力行为、抑郁症和抑郁症状群、焦虑障碍、进食障碍、药物滥用相关障碍和自杀的防治中都发挥了重要作用。

第二次世界大战以来，各国的社区精神卫生服务与精神障碍者的康复工作发展很快，相继采取了家庭干预、社会技能训练、职业康复措施、个案管理（Case Management）、认知行为治疗等社区精神卫生服务方式，至今已取得很大成效。最显著的效果是减少了住院，政府对精神障碍者的生活与医疗保障的经费开支大大减少了。住在社区的一个精神障碍者每年费用的支出，仅为住在慢性疗养院的20%～25%，而且对他们的康复更为有利。

我国的社区精神卫生服务以精神卫生中心和精神科专业人员为工作主体，"防治结合"。在国内的部分城市和农村，他们走村入户，深入到基层和患者的家中，积极开展工作。然而，由于工作队伍的局限性，心理疾患预防工作并未得到大范围的开展。20世纪80年代起，国内的心理疾患防治工作从主要依靠精神病院开始出现向社区发展的趋势，结合国内外的成功经验和我国的国情，创造性地推行了"社会化、综合性、开放式"的精神病防治康复工作，开展了卓有成效的社区精神卫生服务与精神障碍者的康复工作，建立了具有中国特色的社区精神卫生服务模式，收到了明显的工作效果。目前，严重精神疾病的治疗与康复工作已经得到了非常好的发展。

作为社会的基层组成部分，社区的地位与作用越来越重要。心理咨询和危机干预体系的建构，必须从基层开始、从社区做起。2000年，《民政部关于在全国大力推进城市社区建设的意见》中指出，城市社区建设的首要原则是以人为本、服务居民。原卫生部2002年12月发布的《城市社区服务中心设置指导标准》规定，社区卫生服务中心应面向社区居民提供精神卫生和心理咨询服务。2003年底，克拉玛依区心理健康教育及咨询服务网络体系构建，2004年8月22日，克拉玛依区心理健康教育及咨询服务中心正式成立，标志着克拉玛依区心理健康教育和咨询服务工作迈入可持续发展的快车道。2006年，《关于进一步加强精神卫生工作指导意见》指出，要建立健全精神卫生服务网络，把防治工作重点逐步转移到社区和基层。2008年，原卫生部等17个部门联合印发的《全国精神卫生工作体系发展指导纲要（2008年—2015年）》中指出，要将精神疾病社区管理、心理健康指导工作纳入社区卫生服务机构的公共卫生服务内容，加强精神疾病和心理行为问题的社区预防、医疗康复和管理工作；并提出了建立与"政府领导、部门合作、社会参与"工作机制相适应的精神卫生工作体系，为我国社区心理卫生服务工作的开展提供了依据和政策平台。

十九大报告中指出："加强社会心理服务体系建设，培育自尊自信、理性平和、积极向上的社会心态。"社会心理服务体系建设是党的十九大报告"打造共建共治共享的社会治理格局"中提出的"四个体系"之一，是一项社会性很强的工作，必须依靠全社会的力量来完成。

第二节　社区心理卫生服务组织体系建设

目前国内社区心理卫生服务模式主要有两类：一类是卫生系统主办模式，依托社区卫生服务体系，补充心理卫生服务的内容，以"市心理（精神）卫生中心—区心理（精神）卫生中心—社区卫生服务机构"为组织管理和技术指导体系，重在治疗康复，武汉、深圳、杭州等地区实行这种模式。另一类是非卫生系统主办模式，即在当地民政部门主导下，以社区为单位建立专门的社区心理卫生服务中心，以"民政部门—社区心理卫生服务机构"为组织管理体系，服务体系职能侧重于预防，新疆克拉玛依、广西桂林等地区采用这一模式。两种模式提供心理卫生服务的内容和形式相似，但缺乏多样化。

社区心理健康服务的具体开展应在政府政策支持的前提下，设立社区心理诊所或者社区心理咨询门诊，开展社区心理咨询与社区心理健康教育服务；举办心理健康教育与咨询专题讲座，开辟心理健康教育与咨询宣传专栏；同时积极鼓励有一定心理学基础、心理素质高、责任心强的居民参与到咨询活动中去（李荐中，2007）。社区心理卫生工作模式的完善需要争取行政干预和大众媒体及舆论的支持。克拉玛依地区设立的心理健康教育及咨询服务中心便是行政干预与精神卫生工作高度结合的产物。实践也证明，这样因地制宜的网络模式有助于促进克拉玛依社区精神卫生工作网络模式的可持续发展（杨凤池，2008）。

一、社区心理卫生服务模式定位

从公共管理的角度来看，社区心理卫生服务应该被定位为一种不可或缺的公共产品；应该由政府牵头进行前期投资，做到机构专设、人员专编、资金专拨；在具体开展过程中要规范专业队伍，在预警监测、宣传教育、咨询辅导方面开展有效的服务，切实提高社区成员对心理健康服务的认同度，营造积极向上、和谐包容的社区心理氛围；建立以宣教为基础、以联动为抓手、以专业机构为支撑、以稳定和谐为目标的工作格局，与政府各部门紧密配合，形成健康促进、人民调解、社区治安等方面联动的工作体系；建立"政府牵头、部门联动、群众参与"的三位一体联动格局；将心理学知识培训作为员工职业素养的重要组成部分，提高工作人员运用心理学知识解决行业实际问题的工作能力，培养各行业心理学业务骨干，促进心理学在行业中的应用带动行业发展；通过团体培训、讲座、个体干预等介入形式，积极化解社会不和谐因素。

克拉玛依区社区心理卫生服务的模式是在社区中建立专门的心理卫生服务机构，隶属于民政系统。克拉玛依社区心理卫生工作经历了三个阶段。第一阶段，社区心理卫生服务社区平台建设，培养心理健康工作人才队伍阶段。第二阶段，社区建设的心理化阶段。第三阶段，把心理健康服务工作融入社会工作的宏观体系阶段。把心理健康工作融入社区各个方面的工作中去，渗透到社会工作中去。比如，司法局的工作当中有哪些问题需要心理学从专业技术角度给予支持？信访局在什么关口上需要心理学服务？卫生局、民政局都有明确的岗位定位，但是在处理一些人际纠纷、民事纠纷、社会矛盾时，单纯用司法、信访工作的缘由手段推动起来很困难，尤其是对当事人的心理动机、行为观念觉得很费解的时候就需要心理学。如果这些部门的工作能和社区心理工作结合起来，把它和其他的社区工作融合起来，便是攻坚阶段。

实现部门之间的合作和联动，心理健康服务的功能定位也随之转化，服务面从单纯的社区工作转化到更广阔的社会管理层面。比如，一些突发的应急事件，有一些偏激的群众采取偏激的行为，使工作陷于尴尬的状态，可委派心理工作者介入现场。但是如何介入，在什么机会介入，协同哪些部门介入，是需要研究的。部门联动的机制是什么，部门的工作做到什么程度的时候需要引进心理学，这是可以研究的。心理学介入怎么做，操作流程是什么，有哪些部门在哪些群体事件、社会矛盾激化事件需要和它协同动作，协同动作的顺序是什么，哪一部分人先上，哪一部分人第二批、第三批，心理学在第几批上，这是现在要考虑的问题。

在形成可推广的操作流程和考核标准方面，应把社区心理卫生服务纳入政府工作计划，在政府统一下协调之下，规划未来发展方向，形成工作成果，做出一套可操作、可评价、能运行的平台，供其他地区心理工作借鉴。

任何一个机构成立，必须明确它的功能权限与任务。心理健康教育咨询中心的功能定位如下。

1. 建立居民心理健康档案，让它成为居民基础信息之一，给政府各项决策提供参考。

2. 开展大规模的心理健康宣教，普及心理健康知识。

3. 开展心理健康辅导，促进维稳工作的开展。维稳工作是心理学要承担重要的工作任务。比如，信访率特别高，要降下来，需要在社区做到关口前移。重要的是，紧密结合着实际工作的需求，建立协调机制和部门联动机制，这是现在全国范围内的社区心理卫生服务示范亟需的。相关部门要抓紧时间进行定性的访谈，了解司法、信访、医疗卫生、民宗委等各个部门对于心理健康服务的需求。

4. 开展社区居民心理健康状态的基础彻查、大规模的社区宣教及效果评估。

5. 建立国家级的社区心理疾患防治示范区，探索社区心理健康服务的考核标准，完善各部门协调联动的行动机制，实现社区心理卫生服务基础信息的数字化，注重社区心理卫生的效果评估，形成一个在相当范围内有指导意义的社区心理卫生服务操作指导手册。

二、心理健康教育网络职责

1. 心理健康指导中心职责。

（1）按照政府的总体要求，规划未来的发展方向，加强人才队伍建设，管理心理健康教育网络；

（2）制订年度工作思路、培训方案、工作及活动计划；

（3）与全区各部门密切合作，介入司法、信访、教育、卫生等工作中，对出现的问题进行专业评审，提供心理学技术支撑，建立转介制度，形成事前决策、事中干预、事后评估的心理干预工作机制；

（4）负责社会网络的心理健康宣传教育普及工作；

（5）负责全区心理健康教育工作的考核、评估工作。

2. 街道心理健康辅导站工作职责。

（1）配合心理指导中心开展各项工作；

（2）以宣传普及为主导开展各类心理健康服务活动；

（3）起到社区和"中心"之间的纽带作用。

3. 社区心理健康宣传员工作职责。

（1）以预防和早期预防为重点，开展有针对性的健康教育活动；

（2）做好心理咨询的转介工作，有效地配合街道心理健康辅导站开展各类活动。

克拉玛依三级服务网络包括：

克拉玛依区心理健康教育及咨询服务中心（一级服务网络）；

克拉玛依区天山路街道心理健康辅导站（二级服务网络）；

克拉玛依区胜利路街道心理健康辅导站（二级服务网络）；

克拉玛依区银河路街道心理健康辅导站（二级服务网络）；

克拉玛依区昆仑路街道心理健康辅导站（二级服务网络）；

克拉玛依区金龙镇街道心理健康辅导站（二级服务网络）；

48个社区心理健康宣传员接待室（三级服务网络）。

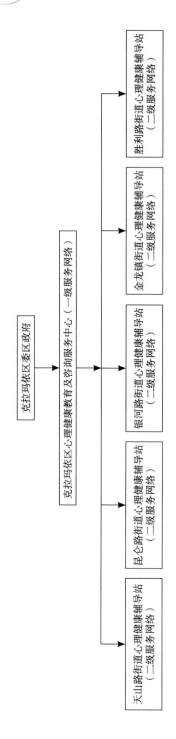

图1.1 克拉玛依区三级心理健康教育及咨询服务网络组织机构

作为社会建设的成员单位之一，心理健康教育与咨询服务中心应进一步明确其社会管理职能，制定出相应的工作流程、评估体系和工作机制。心理工作人员在整个的社会管理和社会建设队伍中，事前、事中、事后都有他们的位置和角色，不管在联动机制还是操作层面上都能发挥作用。

心理健康服务不仅要求心理健康队伍的专业化，它的终极目标是心理健康社会化。当前政府通过购买社会服务，在社会建设层面上，尤其在心理健康服务层面上取得了很大的进展，积累了大量的专业人才。但一方面，心理健康服务工作还没有有效地渗入社会各个部门中去，机制没有有效建立起来，心理健康服务工作初期的重点在宣教、预防；另一方面，与社会建设相关部门没有形成有效的协调机制，未把心理健康服务工作融入社会工作的宏观体系中，未能发挥心理健康教育与咨询服务的社会管理职能。在前期工作的基础上，要将心理学知识作为员工职业素养的重要组成部分，通过心理学的培训和技能操作训练提高克拉玛依区窗口服务工作人员的整体素质。心理健康服务工作人员承担主要角色介入社会工作。

总之，构建有效的社区心理健康服务模式，一是高度关注社区居民的心理健康服务工作，把关注和提升全民的心理健康纳入社区日常的工作范畴，并给予政策支持，逐步把心理疾患防治工作重点落实到社区和基层，将促进全民心理健康的绩效作为社区工作考核的重要指标。二是政策支持和资金保障，从行政上要求社区在组织领导、资金保障、办公地点、人员配置上到位。三是建立长期有效的联动协调工作制度，统筹规划，完善心理健康服务站，达成共识，为在社区中连续开展心理健康服务工作提供动力支持。四是建立相关的队伍网络，应包括心理工作者、社会工作者、卫生服务人员（特别是全科医生）、政府的各级相关人员以及社会志愿者等，争取有专业优势的心理咨询志愿者广泛参与。

第三节　社区心理联动机制建设——以克拉玛依区为例

新疆克拉玛依市是一座以石油命名的城市，"克拉玛依"是维吾尔语"黑油"的音译。克拉玛依是中华人民共和国成立后勘探开发的第一个大油田，也是中国西部第一个原油产量上千万吨的油田重镇。克拉玛依市的中心区域是克拉玛依区，该地区稳定和谐，人民群众安定团结。

克拉玛依区区委、区政府制定了"十二五"期间发展社会事业的详细规划，其中心理健康工作被提到了重要的议事日程。为贯彻落实各级领导对新疆社会稳定发展的具体要求，克拉玛依区将把心理健康服务工作融入社会管理工作的宏观体系当中，建立社会管理联动机制，落实联动措施，完善考核体制，健全监督机制，各司其职，各负其责，形成齐抓共管的合力。总目标是坚持各民族团结奋斗、共同繁荣发展的原则，大力推进心理健康工作，提高克拉玛依区群众整体心理健康水平，积极化解社会不和谐因素。

一、组织机构建构

完善心理健康教育网络机构，成立心理健康指导中心，隶属于区社工委成员单位之一，在各街道下设心理健康辅导站，由专职人员负责本辖区的心理健康教育工作。各社区建立心理健康宣传员接待室，由社区司法调解员或社区教育委员兼任。成立心理健康教育培训基地及杨凤池专家工作室。

二、心理健康教育培训基地、专家工作室职责

1.专业培训督导。

（1）为克拉玛依区心理健康工作提供全面专业技术支撑；

（2）开展公务员员工心理培训，培养各部门心理学骨干，指导各部门心理学骨干开展具体心理学相关工作；

（3）指导并组织克拉玛依区心理健康工作者开展心理学专题学习；

（4）在政府统一协调之下，指导建立各部门联动的心理健康运行机制、标准化流程、考核标准，并开展心理健康部门联动体系的效果评估。

2.专业心理服务。

（1）开展社区心理科普与宣教、个体心理咨询、心理热线、咨询师督导、团体心理辅导工作；

（2）建立居民心理健康信息库，开展群众问题收集、整理、解答等工作；

（3）为群众提供心理学专家网络咨询服务、建立网络学习平台；

（4）开展心理健康测量、音乐放松治疗、沙盘治疗、宣泄治疗等工作。

三、心理介入工作流程

如何进行心理介入是联动机制的立足点。民政、司法、维稳等各部门联动实现专业化和社会化的有机结合，形成心理健康服务介入的运行模式。

1.与相关部门（政法委、信访局）进行心理服务需求的定性访谈，形成各部门操作流程，开展心理学专业介入工作。

2.一级介入：对各部门人员进行心理学专业培训，由单位内工作人员运用心理学知识解决日常工作当中的问题。

3.二级介入：由心理指导中心干预各部门工作中出现的属于心理范围的纠纷性问题，向介入单位提供心理干预指导方案，或针对当事人进行个

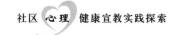

体干预。

要进行心理介入，介入范畴是对各部门行业工作中符合以下范围的：

（1）情绪不稳定性表现：情绪低落或过激，伴有焦虑及抑郁，情感脆弱或易激惹，情绪处于相对不平衡状态。

（2）行为异常性表现：行为无法为正常人所理解，异常活动增多，有强迫、兴奋、作态等行为，终日不知疲倦地寻找所谓证据或到处控告等行为。

（3）思维异常性表现：思维过于活跃或缓慢，语言表达内容偏激，谈话内容不必要，细节过多及内容杂乱多变等。介入的程序是与全区各部门密切合作，对出现的心理问题进行专业评审，提供心理学技术支撑，开展心理健康服务分级介入的运行模式。

一级介入，日常工作介入：

（1）出现纠纷性问题时，可向心理咨询中心以书面案卷转诊，心理咨询中心向介入单位提供心理干预指导方案。

（2）现场旁听参与案例，分析案例背后的心理学问题，及时给予现场指导。

（3）属心理范畴的由心理咨询中心进行个体咨询。

二级介入，危机事件介入：对出现的具有公共危害性的事件，心理咨询中心应配合各部门做好危机事件心理干预，实现危机事件动态监控。

克拉玛依区心理健康教育咨询中心建立联动介入系统化工作机制，即把联动与介入实现整体化、动态化、常规化，实行"三联动一介入3+1"机制。三联动指教育联动、程序联动、队伍联动，一介入指动态监控的事前、事中、事后介入。这种"3+1"机制真正把心理工作的重心推向前线和平，实现重视监督、强化日常、资源整合、动态管理的预期目标。

1.教育联动。

即司法、信访、教育、卫生等部门联动，指导并组织克拉玛依区工作者开展心理学专题学习，开展公务员员工心理培训，培养各部门心理学工作骨干，使各部门心理学工作骨干能运用心理学知识解决日常工作当中的问题，切实以联动式教育机制提高工作人员运用心理学知识解决实际问题的工作能力，以丰富该群体的工作技能及应急事件的处理方式，实现心理健康服务与社会职能部门的融合。

2. 程序联动。

即在程序上建章立制，制定联席联动程序规则，与首都医科大学合作建立部门联动标准化流程和考核标准，指导建立部门联动的心理健康运行机制，明确克拉玛依区心理健康教育及咨询服务中心、首都医科大学、政府机关各部门三方在整个心理联动介入系统化工作中的责任和作用。克拉玛依区心理健康教育及咨询服务中心根据政府、社工委总体工作安排，参与联席工作会议，针对克拉玛依区各部门工作的实际要求，设计调研实施计划组织调查、心理健康教育和具体心理干预措施，并对教育和干预的效果进行心理学科学评估。程序联动保证各机构间保持紧密对接的关系，有力促进社会稳定和谐。

3. 队伍联动。

即与司法、信访、教育、义工联合会等部门联动，组建符合类型化要求、满足个性化服务的队伍。成立三支心理工作者队伍：第一支是核心专业化心理服务队伍，由心理健康服务机构、司法调解、信访、综治维稳等各部门的心理学工作骨干组成；第二支是心理宣教服务队伍，由政府机关、街道、社区工作人员组成；第三支是志愿者、义工服务队伍，由心理专业爱好者及社会热心人员为组成。三支心理工作者队伍覆盖面广，能够满足需心理服务人员各种不同的需求，队伍的联动机制建设可以解决所在辖区心理工作人员紧缺的局面。

4. 心理介入。

即动态监控的事前、事中、事后介入，与全区各部门密切合作，介入司法、信访、教育、卫生等工作，对出现的问题进行专业评审，提供心理学技术支撑，形成事前决策、事中干预、事后评估的心理介入工作机制，形成心理健康服务分级介入的运行模式。与相关部门（政法委、信访局）进行心理服务需求的定性访谈，形成各部门操作流程。开展心理学专业介入工作，一级介入：对各部门人员进行心理学专业培训，由单位内工作人员运用心理学知识解决日常工作当中的问题；二级介入：对各部门工作中出现的属于心理范围的纠纷性问题由心理指导中心干预，向介入单位提供心理干预指导方案，或针对当事人进行个体干预，积极将不和谐因素化解在初级阶段，实现动态监控和全程管理。

四、工作制度

多方联动，建立制度，有效推进实施心理联动介入系统化工作。

1. 建立联席会议制度。

各联动部门需配合克拉玛依区心理健康教育及咨询服务中心联席工作会议制度，了解各部门的实际需求，研究解决联动工作中遇到的各种困难和问题，推动联动工作高效运转。

2. 建立对口工作制度。

根据联席会议的研究决议，由相关的各职能部门分工负责，对政府工作中涉及的社会矛盾和民事纠纷方面的典型案例进行专业分析探讨，从心理学角度提供处理相关问题的参考方案，提供具体可实施的建议。

3. 建立督促反馈制度。

对各部门核实服务措施落实情况及服务效果、整个流程及最终效果提交评估报告，及时反馈并做出相应调整。

五、保障措施

（一）专家技术支撑保障

1. 专家团队为区心理健康工作提供全面专业培训督导，培养各部门心理学骨干，指导并组织区心理健康工作者开展心理学专题学习；开展心理健康部门联动体系的效果评估。

2. 面向社会开展专业心理服务、社区心理科普与宣教、个体心理咨询、心理热线、咨询师督导、团体心理辅导，建立居民心理健康信息库。

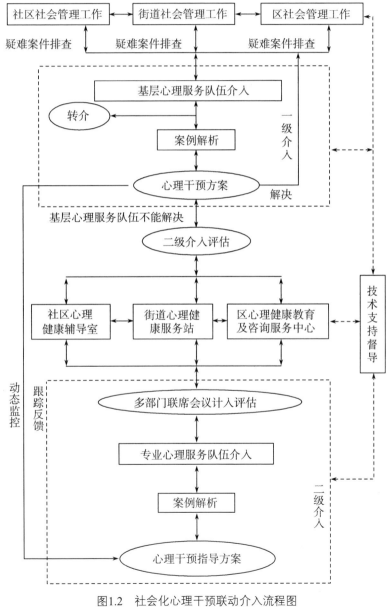

图1.2　社会化心理干预联动介入流程图

（二）专业化队伍保障

1. 建立核心专业化心理服务队伍。重点培养心理健康服务机构、司法、信访、综治维稳等各部门的心理学工作骨干，持证上岗。

2. 建立心理宣教服务队伍。在全区范围内针对政府机关、街道、社区的工作人员开展心理健康知识普及工作，以丰富该群体的工作技能及应急事件的处理方式，实现心理健康服务与社会职能部门的融合。

3. 建立志愿者、义工服务队伍。依托心理协会建立一支由心理专业爱好者及社会热心人员为元素的心理服务队伍。实行分片区管理，充分调动心理志愿者的积极性，发挥个人专业特长，运用心理学的理论和技巧，辅导和帮助社区居民解决心理困扰，提高心理素质。

（三）组织管理保障

社会工作委员会将不断完善心理干预联动介入服务系统化工作规划体系，加强专项规划的管理，促进各规划之间的衔接，保障对全区心理健康教育工作监督管理考核，为全区心理服务联动介入工作的顺利实施提供有力支撑。

第四节　社区心理健康教育的内容及传播方式

随着克拉玛依经济、文化等各项事业的蓬勃发展，经济呈现出良好的态势，人民生活水平不断提高，人们越来越多地认识到心理健康对人们生活质量的影响。心理健康问题已成为影响乃至危害民众身心健康和增加社会不安全因素的重要问题之一。心理咨询作为解决人们生活中各种心理困扰、改善人际关系、提高对环境的适应能力、促进心理健康的一门学科，无疑是解决这些问题的重要方法。

克拉玛依一直对心理建设工作特别重视。克拉玛依区心理健康教育及咨询服务中心的成立，为老百姓解决这些心理上的问题有着重要的意义。从2003年开始，在与首都医科大学心理学教研室合作的基础上，克拉玛依区委、区政府便积极部署，按照"工作从基层抓起，任务在基层落实，活动在基层开展，效果在基层体现"的工作思路，开始探索搭建克拉玛依区社区心理卫生服务三级网络建设，在组织设置、人员配备、财政支持等方面给予了政策和经济支持。2004年，首次在我国西部建立起第一个心理健康服务中心。2010年开始，把心理健康服务工作融入社会管理工作的宏观体系当中，建立社会管理联动机制，充分利用社区现有管理网络和运行渠道，整合资源，与政府各部门紧密配合，形成健康促进、人民调解、社区治安等方面联动的工作体系，形成了"政府牵头、部门联动、群众参与"的三位一体联动格局，成为"国家社区心理卫生服务示范研究平台"，为克拉玛依创建全国文明城市立下了汗马功劳。

如今，克拉玛依作为一座新型工业化城市，是一座人民内心幸福指数超高的城市。有网络数据称，当地人民生活幸福度排名全国第一。这说明，克拉玛依的生活条件、人文关怀以及政府执政为民的理念等方面，都走在了全国前列。

一、明确政府职能，创建心理健康教育及咨询服务网络体系

把心理健康教育作为特色建设的突破口和切入点，成立相应组织，制定相应的纲要和意见。

克拉玛依区建立健全了区心理健康三级网络，在区属五个街道办事处建立了心理健康辅导站，在52个社区居委会建立了心理健康教育工作室，在消防大队成立了三个心理辅导站。

区心理健康教育及咨询服务中心指导各街道开展心理健康教育工作，指导心理健康辅导站和心理健康宣传员的工作，组织开展培训讲座。心理

健康辅导站配合中心开展工作，真正起到区心理健康教育及咨询服务中心与社区的桥梁纽带作用。心理健康宣传员宣传心理健康知识，传递心理健康活动信息。

三级网络体系职责明确，各司其职，围绕社区建设的中心任务开展工作；做到工作有计划，落实有措施，活动有效果。我们将心理健康教育工作延伸到了社区、学校、部队、企事业单位，从而把心理健康教育有效地向纵深方向推进心理咨询中心的领导小组、指导中心、各街道、社区制度化，使心理健康教育从计划、活动到检查指导等各个环节，环环落实。同时，在社区居委会，心理宣传员又是社区调解委员会的人民调解员。

加强硬件设施建设，促进心理健康教育的开展。几年来，各个街道心理健康辅导站改造和完善了心理咨询室的硬件设施，为工作人员购置了计算机等办公设备。为全方位开展心理健康教育创造了前所未有的物质条件，保证了心理健康教育工作的有序开展。

二、专业人员的教育与成长培训

克拉玛依区提高心理健康教育水平的方法：加强心理咨询工作人员，尤其是骨干人员的心理教育知识培训，形成以心理健康教育骨干为核心，心理健康教育工作者为依托的心理健康教育服务队伍。在此基础上，逐步加强心理健康咨询工作人员的专业培训，走出去，请进来，分期分批派遣心理咨询网络人员和中心人员外出进修。通过培训，使他们掌握心理学的基本理论和知识，具备心理健康教育所需的知识和能力。

与首都医科大学心理教研室长期合作，提高克拉玛依区的心理教育水平。首都医科大学心理教研室提供心理咨询服务网络所需的技术支持，培训和督导区心理健康教育及咨询服务中心和社区心理服务人员，定期为社区居民提供心理服务，包括心理知识讲座、个体咨询、团体咨询。2006年3月至10月，先后有四名首都医科大学的研究生挂职，协助中心开展工作。自2003年9月开始，中心先后派遣六期30人次到首都医科大学进修学习，每期为三个月。2004年，先后派五期250人次到乌鲁木齐学习心理学知识，每期为一个月。

同时，通过工作人员自学培训和外请专家集中分层培训，提高工作人员的业务水平。通过远程教育组织工作人员学习心理学知识，下发有关的心理学理论书籍，定以自学为主，适当组织交流活动，消化所学的内容。分层培训根据不同的对象和需要分成三级：① 初级培训，对象为三级网络全体工作人员，普及心理健康教育的基本理论知识；② 中级培训，心理咨询中心心理专干每周定期组织业务学习，讨论个案，进行个案研究，探讨如何建设心理咨询队伍以及搞什么样的训练和活动，每周的定期业务学习已成为一项常规的制度化工作；③ 高级培训，定期选派心理专干赴首都医科大学系统学习心理学的有关知识，学习进行个别心理咨询及小组心理辅导方法、途径、技巧等。

三、建立全覆盖、多元化、人生全程的心理健康服务体系

全覆盖是社区心理卫生服务体系建设的出发点。面向大众，服务社会是心理咨询的重要工作内容，也是日常工作的基本目的。在区层面，由政府主导，综治、司法牵头，公安、法院、检察院、劳动保障、民政、监狱等部门共同参与，集"教育矫正、监督管理、帮困扶助、心理矫治"等职能于一体，搭建社区管理服务新平台。自区心理健康教育及咨询服务中心建立以来，始终以服务社会的态度积极开展面向社会各界的心理健康教育工作。

（一）心理健康教育的形式与内容

1. 心理健康知识讲座常态化，开展心理大课堂工作。

心理大课堂是扩大覆盖面和受众的一种良好的方式，可以使心理健康知识传播到社区的每个角落。举办心理健康知识讲座，向市民普及心理卫生知识，提高大家对心理健康重要性的认识，提高心理健康知识的知晓率，改善求助态度，使心理健康教育工作更加趋于规范化和常态化。心理专干通过访谈、调查，积极了解单位、学校、部队、居民的心理健康与服

务需求，结合不同职业群体的工作生活实际，开展心理健康大课堂工作，为儿童、青少年、中老年、残疾人、失业人员、妇女、部队官兵、教师、社区工作者、企事业单位管理层等各类人群举办针对性强的主题心理健康知识讲座。

公益课堂专场邀请疆内外心理专家积极参与，从精神卫生和心理疾患的防治、诊断、预防等方面进行科普宣传，引起更多人对精神卫生和心理健康的关注。通过组织这种科普宣传性质的心理讲座，普及心理健康和精神卫生常识，可以让更多的人关注心理健康，提高社会大众对心理和精神问题的认识和心理健康水平，增强他们对心理危机的识别和干预能力。民政、公安、消防等系统的领导对活动开展的形式和内容给予了充分的肯定，并就讲座对心理辅导专业人员带来的实际意义及深远影响给予了高度赞扬。

传统的心理卫生知识的宣传方式仍然具有生命力：如不定期举办老年人心理健康知识讲座、心理咨询技能大赛、心理健康知识黑板报比赛、心理健康知识抢答赛活动、发放心理健康知识宣传单；通过多视角、多层面、多方位、多形式的心理知识宣传，开展"四进"轰动，倡导科学文明健康的生活方式，努力促使人们形成关注自身心理健康的意识，帮助广大居民了解和掌握心理健康教育的重要理念及方法，运用科学的理论技能、正确的方法以及有效的社会及家庭支持途径，自觉地维护自身心理健康，提高人民的生活质量，体现出"健康·和谐·发展"的主题。

关注特殊群体的心理健康教育，如"爱心关怀、心理健康"进军营。为使驻区部队官兵能更好地适应现代化社会发展和紧张的军营生活，区三级心理健康教育及咨询服务中心开展了以"铺筑绿色心路、培养心理素质""健康之行在军营"为主题的心理健康知识讲座。讲座采用团体咨询、理论授课、互动交流、现场问卷调查、个别咨询等形式进行，内容主要从"让战士拥有健康的素质""管理情绪做情绪的主人""提高战士新环境的适应能力"等方面详细地进行了讲解，并与战士互动交流，特别是针对军人在社会和军事活动中承受着巨大的压力，出现不良情绪时应如何去调适进行了重点交流，对战士们提出的问题逐一进行了解答。同时，中心还开展了以"挑战自我心灵成长""激励自我完美沟通"为主题的团队训练活动。中心与克拉玛依武警消防支队还签订了心理咨询服务进军营长期服务协议。心理健康咨询服务活动提升了部队官兵人际交往、相互沟通的能力，提高和培养了战士们良好的心理适应能力。

2. 开展团队心理培训活动，在体验中成长。

团队训练对于锤炼个体意志、团队精神具有极其良好的效果，活动能有效地激发参与人员的潜能，提高和强化个人心理素质，激发出团队更高的工作热情和拼搏创新的动力，使团队更富凝聚力和集体荣誉感。中心为各单位开展团队训练取得了积极的效果，包括"青少年人际交往"团队、"社区工作者缓解压力"团队、"自我成长自我认识"青少年团队、"青少年人际交往"团队、"自我成长"进军营团队、阳光之友"系列团队、"挑战自我心灵成长"团队等几百场。

3. 开展心理普查活动，发放心理问卷调查表。

为从整体上了解社会群体心理健康状态，并据此不断修正工作思路，中心尝试面向社会开展心理健康普查活动。普查的目的一方面是掌握社会群体心理健康状态，尤其是随着经济的发展和社会的变化，群体心理的状态演变过程。另一方面，筛查可能存在一定程度心理问题的社会个体，并为之进行案例分析和研究，对全区居民心理健康进行抽样调查，从而为全面掌握社会心理健康状况，更好地为广大百姓服务奠定了坚实的基础。

4. 科研课题调查，科学评估心理健康水平。

积极开展心理健康教育方面的科学研究。中心开展了心理卫生知识知晓率和心理健康普查，主持科技局课题"儿童、青少年与老年人人群心理现状的调查研究""童年心理创伤对儿童心理健康的影响"以及国家支撑计划项目社区心理防治示范平台建设研究。通过科学的抽样、严格的施测，系统调查克拉玛依区青少年及老年人心理健康状况以及示范平台建设研究。课题的研究结果进一步为心理干预措施提供了依据，使克拉玛依区的社会服务事务、教育规划工作、全民生活质量水平有更快的提升。

5. 开展个体咨询，为来访者解除心灵困惑。

个体咨询是社区心理咨询的常见形式。中心逐步建立了全方位、多形式的个体咨询模式。在注意开展好日常个体来访咨询外，于2005年5月24日开通了心理热线，向广大市民提供电话咨询和电话预约的绿色心理通道。依托克拉玛依政府网创建心理咨询网站，依托心理协会建立微信公众号，定期推送心理健康知识，宣传普及心理卫生知识，提供预约途径，提供社区情感支持。此外，还开展了信件和电子邮件咨询、QQ线上视频咨询，针对情感问题、家庭动力问题、职业压力管理、心理成长等开展有效的干预策略。

6. 媒体传播。

积极利用报刊、广播电台、电视台、手机等媒体，宣传科普知识，提高社会公众的心理健康保健意识，营造良好的社会支持系统。

（二）社区心理健康教育的传播途径

在社区心理健康宣教的过程中，作为信息载体的媒体发挥着越来越重要的作用。媒体选择具有成本、信息丰富性、多元性等方面的要求。在信息技术高度发展的今天，新媒体在心理健康教育上也体现出了其传播速度快、垂直性强和交互性强的优势，为社会心理健康教育提供了一种全新的路径模式。

社区教育不是冷冰冰的传播数字或事实，而是温情地带来积极的影响。在宣教过程中，需要利用报纸、杂志、宣传手册、手机APP等大众传播媒体工具，将与健康理念、健康维护、健康行为、危机干预相关的资讯，以大众能够接受和理解的、通俗易懂的形式传递出去，传播希望，把受众变为老师，继续把自己学到的与他人分享。其目的是帮助社会大众接纳心理健康的理念、准确了解健康知识、健康观念、健康行为，从而进行有效的自我健康维护，把心理健康知识传承给更多的人，实现共享共建的目标，从而提高一个地区或国家整体的健康水平。社区大课堂可通过心理卫生知识宣教，培养健康心理，达到预防心身疾病、不治已病治未病的目的。比如，通过微课堂、短视频、纪录片或微电影的方式组织形式多样、新颖有趣、内容丰富的实践活动进行宣教，进行针对性的心理健康教育服务。

在具体实施上，可对健康传播的媒介、途径、形式、效果等进行大胆的实践性探索。可采用受众覆盖面高的政府信息工作平台、新闻媒体、心理健康公众号、宣传手册等媒介进行心理健康知识进基层、进社区、进学校、进机关宣教活动，对高血压、焦虑、抑郁等常见心身疾病和情绪心理问题进行普及宣传和干预，对特殊群体，如消防人员、警察、公务员有的放矢地进行专家讲座、知识竞赛等科普教育，体现具体化、细微化、情境化的原则。

第五节 社区心理健康服务网络平台的建设

随着互联网的飞速发展以及家庭生活质量的不断提高，网络越来越多地走入并影响着人们的工作和生活。网络的发展既增加了人们罹患心理疾病的可能性，又给心理健康促进、心理疾患预防提供了新的工作平台和服务模式。手机APP、微信等新媒体形式已成为公众生活中的重要部分。在新形势下，将网络开发成为服务于社区心理健康的有效工作模式，并与传统的社区心理健康服务中心实体模式相结合，形成相互补充、相得益彰的工作格局，就成为社区心理健康服务模式研究的重要内容。

社区心理健康服务网络平台可以针对不同的用户，实现不同的功能：

（1）社区居民。建设社区心理健康服务网络模式，可以充分利用网络跨时空交流的特性，突破专家、工作人员只能小范围、短时间互动的局限，放大了他们的作用。通过信息发布、活动宣传、科普教育、案例分析、在线援助等多个功能模块的建设，社区居民的广泛参与、重复学习成为现实。网络平台上对社区心理健康服务中心的介绍，有利于广大群众了解心理健康服务，消除对心理疾患的偏见、对心理咨询的误解，并获得就近服务的资讯，使社区心理健康服务中心实体模式得以进一步推广。

（2）心理健康服务工作人员和管理人员。利用网络，社区心理健康一线工作人员可以建立本社区心理健康普测档案（包括个人、家庭、社区信息），实施在线测评，实现社区心理健康服务信息化管理。同时，心理健康服务网络社区也是一线工作人员向社区居民进行活动发布、宣传教育、互动交流、展示工作成果的重要平台。一线工作人员可以在更广阔的范围获得专家的专业支持、同行经验的广泛传播、问题的多点求解、难题的集中攻关。网络整合放大了资源的效益，使得资源需求巨大而专业支持力量有限的矛盾得到了缓解。

（3）专家。网络模式的开发，也使全国各试点单位的数据收集、统计分析更加便捷。在今后长期的工作中，通过各社区工作人员指导社区居民开展心理普测，数据分析中心就能实时获得数据，使全国社区心理健康数据分析中心的建设成为可能，既能为社区心理健康服务工作提供指导、帮助和服务，又能为政府决策提供科学依据。另外，网络模式的建设为专家提供了共享数据、信息交流的平台，既为当前工作的信息发布、信息交换服务，又为今后长期的工作提供了一个整合资源的平台。

在信息化、网络化的新形势下，发挥互联网的影响力和辐射作用，将网络开发成为服务于社区心理健康的有效工作模式，形成惠及社区居民、辐射全国的社区心理健康服务网络平台。

（1）社区心理健康服务网络模式需求调研。通过专家访谈和对社区居民、从事此项工作的具体工作人员和行政管理者进行访谈和问卷调查，了解建设社区心理健康服务网络平台的具体需求。

（2）社区心理健康服务网络模式的设计与开发。以需求调研为基础，设计包括针对社区居民的信息发布、活动宣传、科普教育、案例分析、在线援助，针对工作人员的业务交流、在线测评、示范单位展示，针对研究专家的数据分析、资源共享等多个模块，并依照"平台共建、项目联办、信息互动、服务共享"的原则，建立"社区心理在线"门户网站。

（3）社区心理健康服务网络模式的应用、拓展与创新。通过社区心理健康服务网络平台的建设，以服务社区居民、维护心理健康、防治心理疾患为目的，进一步开发网络模式的应用领域，拓展网络资源的内涵和外延。

（4）社区心理健康服务网络模式的反馈与评估。依据社区心理健康服务评估标准，对社区心理健康服务网络模式的建设进行评估验收。

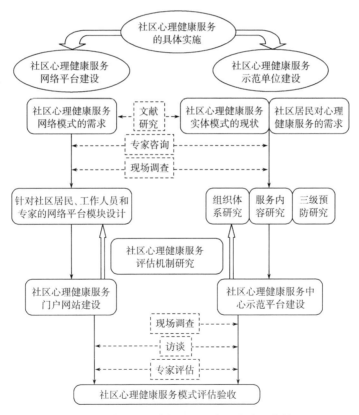

图1.3 社区心理健康服务网络平台建设实施

第二章　社区心理咨询的理论及应用

随着WHO提出的2000年"人人享有健康"目标的实现，社区医疗有了长足的发展，心理咨询也成为社区医疗的重要组成部分。心理咨询与治疗的理论有很多种。每一种理论都从不同的视角解释心理发展过程及心理异常的原因，并发展出自己的咨询与治疗技术。

第一节　精神分析理论

精神分析是当代心理咨询与心理治疗的重要理论基础。精神分析理论由奥地利精神科医生弗洛伊德于19世纪末20世纪初创立，是现代心理学的奠基石。他的理论与方法在帮助人们克服心理障碍或治疗心理疾病中有许多可取之处，重点解释行为动机的潜意识因素。

一、本能论

弗洛伊德认为，人的行为发展的基本动力源于生物本能或性的驱动力，称为力必多（Libido）。力必多提供了心理活动的能量，是推动个体所生存和发展的内在动力。早期弗洛伊德主张人有两种本能：一是自我本能，即自卫本能，指有助于个体自我保存的原始性冲动，如饥饿、呼吸、排泄、口渴；二是性本能，即生殖本能，指与性欲和种族繁衍相联系的冲动。

后来弗洛伊德又提出两种本能：一是生的本能，包括自我本能和性本能，它表现为生存的、发展的和爱欲的一种本能力量，代表着人类潜伏在生命自身中的一种进取性、建设性和创造性的活力；二是死的本能，表现为生命发展的另一种对立力量，它代表着人类潜伏在生命中的一种破坏性、攻击性、自毁性的驱动力。

二、潜意识理论

弗洛伊德为人类描绘了一幅立体的心理结构图，有时又被称为地质学说。如果说人的心理像一座在大海上漂浮的冰山的话，那么意识只是这冰山浮在海面上的可见的小部分，而潜意识则是藏在水下的更巨大的部分。这一潜意识层面又可以分成两部分，一是无意识层（Unconscious），它是由各种受到压抑或者被遗忘的情绪、欲望、动机所组成，并失去了与正常交流系统和语言规则的联系，几乎无法进入人的意识和理性层面。二是前意识（Preconscious），它是意识和无意识的中介层面，在一定条件下可以从无意识状态转变为意识状态，常常在不经意中表现出来，如日常生活中的口误、笔误、做梦，可通过自由联想、梦的解析等被证实。

比如，来访者早年的生活经历在他的潜意识中留下了严重的创伤事件。在父亲的高压管控之下，来访者潜意识中的本能冲动、情感及幻想受到了严重压抑，这些创伤刺激和压抑的存在累积，使得前意识不得不完全阻挡或改变美化潜意识内容后方才允许进入意识。随着时间的推移，创伤事件和压抑在潜意识中的堆叠达到临界，量变引起质变，前意识无法有效监督防备那些会引起焦虑的潜意识内容侵入意识，导致焦虑的频繁发生。

三、人格结构理论

1923年，弗洛伊德提出了人格结构理论，将人格分为本我、自我和超我三个部分。

本我（Id）是人性中最原始的、与生俱来的无意识部分。它代表着人格中的生物成分，由先天的本能、基本的欲望所组成，直接同肉体相联系，追求本能需要的满足和欲望的释放。本我的唯一动机是趋乐避苦，遵循"快乐原则"。

自我（Ego）是人性中的理性部分，是心理因素，通过幼儿期受父母教导和与外界交往而形成。自我的活动区域主要在意识范围，能够进行成人的思考，遵循逻辑思维。自我夹在本我和超我之间，既要满足本我的需要与需求，又要接受超我的指示和监督。自我一方面遵循"现实原则"监督本我，另一方面寻找社会允许的条件实现本我。

超我（Super-ego）是道德化的自我，是社会文化因素。超我一方面按照至善的原则指导自我去监督本我；另一方面，它直接控制本我。它代表了社会文化的价值观念和道德准则，遵循"道德原则"，是道德的坚定维护者。

比如，在对一例焦虑的来访者的分析中，来访者幼年时，在父亲的社会道德及行为规范的严格管教之下，本我所遵循的"快乐原则"几乎完全被压抑，本我的"获得快乐，避免痛苦"无法满足，最终形成了一个扭曲的自我。与此同时，父母的榜样作用在他成长过程中为其内化的道德规范、社会及文化环境的价值观念，则令来访者形成了一个过分追求完美、崇高、精致的、强大的超我管理机构。而这也就导致了夹在本我和超我之间的自我处于一种极其尴尬和被动的局面，表现出固执、刻板和焦虑的状态，完全无法遵循"现实原则"，协调本我与超我的矛盾冲突，进而发展为超我越过自我，直接遵循"道德原则"管理本我心理活动与行为表现，同时压抑的本我则每每尝试冲破超我的约束。因此，来访者当前的人格功能结构处于不平衡的紊乱状态下。

比拉克和斯摩尔描述了自我力量三个相互关联的方面：现实适应、现实检验及现实感受。成功的心理治疗可以带来一个重要的、非针对症状的结果：自我力量及自我协调性增强。治疗师希望患者能直面艰难的挑战，而不沉溺于崩溃或毁灭的内心体验。还希望治疗后，患者可以忍受成长过程中出现的暂时的退行和不稳定状态，爱普斯坦将之形象地比喻为"支离却不破碎"。

四、性心理发展理论

性心理发展理论是弗洛伊德精神分析理论中的重要组成部分。弗洛伊德认为，个体性心理的发展主要是力必多的投注和转移。性心理发展需要经历以下几个阶段。

1. 口唇期。从出生到一岁。这一时期力必多主要集中在口腔。婴儿通过吸吮、呐喊等方式来获得口腔的满足感。发展的主要任务是建立对外界的安全感和对人的基本信任。如果没有得到很好的满足感，婴儿就会缺少安全感，会出现咬手指、自卑、自恋等行为方式。如果给予过度满足，婴儿会表现出过度依赖、嫉妒等人格特征。

2. 肛门期。从一岁到三岁。这一时期力必多集中在肛门区域，幼儿在排泄过程中，通过对排泄的控制获得快感。主要任务是学习独立，自主。如果这一时期没有得到很好的满足或者发展受挫，行为上会出现过分秩序、爱清洁、吝啬、节俭、固执等特征，是日后产生强迫症的重要心理基础。如果过于满足，就会大方、不整洁、做事缺乏条理等特征。

3. 性器期。从三岁到六岁。又称俄狄浦斯期，此时力必多转移到生殖区域。这时儿童开始关注自身的性器官并开始爱恋异性父母，弗洛伊德借希腊故事俄狄浦斯试图说明每个儿童都有爱恋异性父母、憎恶同性父母的心理倾向，他称之为"俄狄浦斯情结"或"恋母情结"。儿童对和自己同性的父母有敌意，但又不得不向同性父母学习，以此得到异性父母的认同，促进了独立和心理的发展，具有积极意义。如果这一时期出现问题，男孩可能会出现同性恋、性易癖、露阴癖等行为。

4. 潜伏期。从六岁到十二岁。这是一个相对平静的阶段，力必多分散到全身，不再从自己的身体中寻求快乐和满足。孩子的兴趣开始投向外界，快乐主要来自儿童的游戏和学习。这个时期，通过各种活动发展社会化和与他人人际关系，形成自信、自强的个性品质；如果处理不好，会出现孤僻内向、自卑的个性弱点。

5. 生殖期。十二岁以后。躯体逐渐成熟，进入青春期和生育阶段。青少年开始重新产生性冲动，并期待与异性建立关系，将性方面的经历转移为社会所接受的活动中。在这一阶段，个体将完成社会化的过程，形成独立的人格。

五、心理防御机制

心理防御机制是自我的一种防卫功能，很多时候，超我与本我之间，本我与现实之间，经常会有矛盾和冲突，这时人就会感到痛苦和焦虑。这时自我可以在不知不觉之中，以某种方式，调整冲突双方的关系，使超我的监察可以接受，同时本我的欲望又可以得到某种形式的满足，从而缓和焦虑，消除痛苦，这就是自我的心理防御机制。它包括压抑、否认、投射、退行、转化、补偿、合理化、升华、幽默、反向形成等形式。人类在正常和病态情况下都在不自觉地运用，运用得当，可减轻痛苦，帮助渡过心理难关，防止精神崩溃，运用过度就会表现出焦虑抑郁等病态心理症状。

压抑 当一个人的某种观念、情感或冲动不能被超我接受时，就被压抑到无意识中去，以使个体不再因之而产生焦虑、痛苦，这是一种不自觉的主动遗忘和抑制。如很多人宁愿相信自己能中彩票，而不愿想象自己出街时遇车祸的危险。其实后一种的概率远比前者大，这是一种压抑机制的不自觉运用，因为当人意识到每次出街都要面临车祸的威胁时，就会感到焦虑，人为了避免焦虑故意将其遗忘。

否认　指有意或无意地拒绝承认那些不愉快的现实，以保护自我的心理防御机制。

投射　指个体将自己不能容忍的冲动、欲望转移到他人的身上，以免除自责的痛苦。如一个人性张力过大，做梦时都梦见另一个人与异性在发生性行为，这是自我为了逃避超我的责难，又要满足本我的需要，将自己的欲望投射到别人的身上，从而得到一种解脱的心理机制。

退行　当人受到挫折无法应付时，放弃已经学会的成熟态度和行为模式，使用以往较幼稚的方式来满足自己的欲望，这叫退行。如某些性变态病人就是如此，成年人遇到性的挫折无法满足时，就用幼年性欲的方式来表达非常态的满足，如在异性面前暴露自己的生殖器。

转化　指精神上的痛苦，焦虑转化为躯体症状表现出来，从而避开了心理焦虑和痛苦。例如，歇斯底里病人的内心焦虑或心理冲突往往以躯体化的症状表现出来，如瘫痪、失声、抽搐、晕厥、痉挛性斜颈，病者自己对此完全不知觉，转化的动机完全是潜意识的，是病者意识不能承认的。

补偿　是指个体利用某种方法来弥补其生理或心理上的缺陷，从而掩盖自己的自卑感和不安全感，所谓"失之东隅，收之桑榆"就是这种作用。

合理化　是个体遭受挫折时用利于自己的理由来为自己辩解，将面临的窘境加以文饰，以隐瞒自己的真实动机，从而为自己进行解脱的一种心理防御机制，如狐狸吃不到葡萄就说葡萄是酸的。

升华　指将被压抑的不符合社会规范的原始冲动或欲望用符合社会要求的建设性方式表达出来的一种心理防御机制，如用跳舞、绘画、文学等形式来替代性本能冲动的发泄。

幽默　是指以幽默的语言或行为来应付紧张的情境或表达潜意识的欲望。通过幽默来表达攻击性或性欲望，可以不必担心自我或超我的抵制。在人类的幽默中，关于性爱、死亡、淘汰、攻击等话题是最受人欢迎的，它们包含着大量的受压抑的思想。

反向形成　自认为不符合社会道德规范的内心欲望或冲动会引起自我和超我的抵制，表现出来会被社会惩罚或引起内心焦虑，因此，朝相反的途径释放导致反向形成。

比如，在上面的案例中，来访者过度使用的心理防御机制有：

压抑　将幼年父亲对自己的过分控制压抑到了潜意识中。

置换　把自己早年对父亲的不满转移到对自己妻子、女儿身上，经常与妻子争吵，吓哭孩子；另一方面，也可能存在他将自己对死亡的恐惧转化成对狂犬病、对猫狗、对与猫狗接触的人的恐惧情绪。

合理化　以害怕家人被感染狂犬病、艾滋、乙肝为由，要求家人去医院检查和注射疫苗，并避免与猫狗或养猫狗的人接触。

补偿　将幼年时父亲对自己控制和母亲带给自己懦弱，通过对现在核心家庭中妻子、女儿的强迫要求和行为以及暴力举动获得弥补和满足。

除了弗洛伊德，美国心理学家埃里克森是新精神分析的代表人物。他将人的一生从婴儿期到老年期划分为以下八个发展阶段，其顺序是由遗传决定的。埃里克森认为，人的心理发展的每一阶段都存在特定的"危机"。如果顺利渡过危机，人们就会形成相应的积极品质，反之则不能，并且前一阶段顺利渡过危机会扩大后一阶段危机积极解决的可能性。

（1）婴儿期。从出生到一岁半，这个时期婴儿依赖母亲，主要任务是满足生理的需求，获得信任感，克服不信任感，体验希望的实现。

（2）儿童早期。一岁半到三岁，父母训练儿童获得技能，养成良好的习惯，主要任务是获得自主感，克服羞怯，体验意志的实现。

（3）学前期。三岁到五岁，儿童主动探索行为，会主动帮助父母做事。如果父母拒绝会使儿童失去信心，主要任务是获得主动感，克服内疚感，体验目的的实现。

（4）学龄期。六岁到十二岁，这一阶段的儿童都应在学校接受教育。如果他们能顺利地完成学习课程，他们就会获得勤奋感，这使他们在今后的独立生活和承担工作任务中充满信心。反之，就会产生自卑。主要任务就是获得勤奋感，克服自卑感，体验能力的实现。

（5）青春期。十二岁到十八岁，一方面，青少年本能冲动的高涨会带来问题；另一方面，青少年面临新的社会要求和社会的冲突而感到困扰和混乱。所以，青春期需要建立一个新的同一感或自己在别人眼中的形象，以及在社会集体中所占的情感位置。主要任务是发展自我同一性，克服角色混乱，体验忠诚的实现。

（6）成年早期。十八岁到二十五岁，只有具有牢固的自我同一性的青年人，才敢于冒与他人发生亲密关系的风险。因为与他人发生爱的关系，就是把自己的同一性与他人的同一性融合一体。这里有自我牺牲或损失，只有这样才能在恋爱中建立真正亲密无间的关系，从而获得亲密感，否则将产生孤独感。主要任务是获得亲密感，克服孤独感，体验爱情的实现。

（7）成年中期。二十五岁到六十五岁，当一个人顺利地度过了自我同一性时期，以后的岁月中将过上幸福充实的生活，生儿育女，关心后代的繁殖和养育。生育感有生和育两层含义：一个人即使没生孩子，只要能关心孩子、教育指导孩子，也可以具有生育感；反之，没有生育感的人，其人格贫乏和停滞，是一个自我关注的人，他们只考虑自己的需要和利益，不关心他人（包括儿童）的需要和利益。主要任务是获得繁殖感，克服停滞感。

（8）成年晚期。六十五岁以后，当老人们回顾过去时，可能怀着充实的感情与世告别，也可能怀着绝望走向死亡。这个时期的主要任务是获得完美感，避免失望感，进行自我调整。

六、精神分析的基本方法

1. 自由联想。

让来访者在一个比较安静与光线适当的房间内，躺在沙发床上随意进行联想。咨询师则坐在来访者身后，倾听他的讲话。事前要让来访者打消一切顾虑，想到什么就讲什么，咨询师对谈话内容保证保密。鼓励来访者按原始的想法讲出来，不要怕难为情或怕人们感到荒谬奇怪而有意加以修改。因为越是荒唐或不好意思讲出来的东西，可能越有意义并对治疗方面价值最大。在进行自由联想时，要以来访者为主，咨询师不要随意打断他的话，当然在必要时，咨询师可以进行适当的引导。一般来说，咨询师往往鼓励来访者回忆从童年起所遭遇到的一切经历或精神创伤与挫折，从中发现那些与病情有关的心理因素。自由联想法的最终目的，是发掘来访者压抑在潜意识内的致病情结或矛盾冲突，把他们带到意识域，使来访者对此有所领悟，并重新建立现实性的健康心理。

自由联想是来访者和咨询师沟通的主要模式。自由联想的疗程很长，一般要进行几十次，不可能只进行几次就能解决问题，因此，要事先与来访者说明这一点，与其进行合作。自由联想需要患者放松自己对思考流程习惯性的控制，说出脑中的想法。自由联想的前提是自我的相对成熟，对于有自我缺陷、有精神病性症状的患者，自由联想可能反而导致退行。

2. 移情。

移情是指来访者把对父母或对过去生活中某个重要人物的情感、态度和属性转移到咨询师身上，并相应地对咨询师做出反应的过程。发生移情时，咨询师成了来访者某种情绪体验的替代对象。移情一般可以分为两类：正移情和负移情。正移情是指来访者把咨询师当作以往生活中某个重要人物，对咨询师产生了浓厚的兴趣和强烈的感情，表现得十分友好、敬仰、爱慕甚至对异性咨询师表现出性爱的成分，对咨询师十分依恋、顺从。负移情是指来访者把咨询师视为过去经历中某个给他带来挫折、不快、痛苦或压抑的对象。在咨询情境中，原有的情绪转移到了咨询师身上，从而在行动上表现出不满、拒绝、敌对、被动、抵抗、不配合。移情在精神分析理论中十分重要，再现了来访者以前尤其是儿童时期生活的某种情感，这种情感长期被压抑着而无处释放，甚至成为心理问题的一个"情结"。求助者把咨询师当作以往生活环境中和其有重要关系的人，借咨询师宣泄了积压的心理能量，从而有助于心理平衡。同时，移情是咨询师了解来访者潜意识的重要线索，是咨询师治疗来访者的重要手段。

在治疗过程中，还有另一种与移情相似的现象可能会发生，但同移情的方向相反，这就是反移情。反移情是指咨询师将自己过去的情感转移到来访者身上，反映了咨询师潜意识中的问题。反移情与移情发生的机制是一样的，因为心理咨询师也是人，有七情六欲和潜意识的活动。咨询师不能控制自己的反移情，但能够觉察到自己的反移情。觉察反移情往往也是咨询师理解治疗关系互动特点的重要途径，而建立在安全治疗关系的前提下，咨询师对自己情感的适度自我暴露也可能成为建立与患者连接的重要手段。

3. 梦的解析。

在《梦的解析》中，弗洛伊德认为，"梦乃是做梦者潜意识冲突欲望的象征，做梦的人为了避免被人家察觉，所以用象征性的方式以避免焦虑的产生"，"分析者对梦的内容加以分析，以期以发现这些象征的真谛"。弗洛伊德在给神经症病人治疗时发现，梦的内容与被压抑的无意识幻想有着某种可能的联系。他认为睡眠时自我的控制减弱，无意识中的欲望突破意识阀，以显梦的形式向外表现。但因其内在的精神力量仍处于自我防御状态，欲望就必须通过伪装才可进入意识成为梦象。因此，梦是有意义的心理现象，梦是人潜意识愿望的迂回满足。梦的工作通过凝缩、置换、视象化和再修饰才把原本杂乱无章的东西加工整合为梦境，这就是梦者能回忆起来的显梦。显梦的背后是隐梦。隐梦的思想，梦者是不知道的，要经过精神分析学家的分析和解释才能透彻其含义。对梦的解释和分析就是要把显梦的重重化装层层揭开，由显相寻求其隐义。为了得到梦的潜隐内容，咨询师需要采用自由联想技术引导来访者对梦中内容进行自由联想，从而获得梦的真实意义。在分析过程中，由于阻抗的作用，来访者可能会歪曲梦的内容。因此，咨询师还需突破来访者清醒时的阻抗，进一步理解梦的象征性意义。

4.阻抗。

阻抗是指来访者在心理咨询过程中，以公开或者隐蔽的方式否定咨询师的分析，拖延、对抗咨询师的要求，从而影响咨询的进展，甚至使咨询难以进行的一种现象。阻抗是一种心理防御反应，产生的原因是精神分析要揭示来访者内心深处的创伤，这会使其感到恐惧和痛苦。来访者虽然理论上愿意接受这种治疗，但从知觉和情感上会发生本能的阻抗。阻抗的表现形式，可以是语言形式或非语言形式，也可以表现为个体对于某种心理咨询要求的回避与抵制，或个体对心理咨询师或其他人的某种敌对或依赖，或流露于个体的特定认知、情感方式以及对心理咨询师的态度等。例如，沉默，对咨询师的问题加以回避，控制讨论的主题，原地踏步。在咨询中，咨询师要对阻抗进行处理，需要对来访者指出并解释其表现出来的阻抗现象，告诉其要想解决实际问题必须面对阻抗，充分进行治疗。

弗洛伊德曾说过，心理治疗的最终目标是使来访者具有爱与工作的能力。一旦心理治疗进展顺利，来访者会发现自己不仅能更加包容复杂的内心世界和内心真正的自我，而且能包容复杂的外部世界和他人的缺点。如果人们能原谅自己做了那些当时自己没有理解并不能控制的事情，人们就能原谅他人做那些他们至今仍不理解也无力控制的事情。同样，如果向治疗师袒露自己最隐晦的秘密而对方并未大惊小怪时，他们就不再畏惧与对方发展亲密关系，也不担心被对方看透。敌意及攻击的一面一旦被挖掘出来，他们就不再害怕自己会以某种方式伤害那些自己所关心的人。领会了治疗师对自己的同情，他们会扩展对他人的同情。一个成功的心理治疗还可使来访者最终回归工作环境，发挥自己的创造性，并以解决问题的方式取代无助的哀恸。另一个成功的动力学治疗的结果，是将婴儿依恋转变为成熟的成人依恋。婴儿依恋与成人依恋的最大区别在于：儿童不能像成人那样选择依赖的对象，也没有能力离开并不称职的监护者，而且没有足够的力量去影响依赖对象改变行为。理想的结果是，帮他们认识到原来并非自己的需要有问题，而是寻求需要的方式有问题。

第二节 行为主义

　　行为主义作为心理治疗和心理咨询的第二大学派，已经有一个世纪的历史。行为主义的创始人是20世纪初美国心理学家华生，并由桑代克、斯金纳、班杜拉等心理学家发展起来。行为治疗是从行为主义心理学理论基础上发展起来的一种治疗方法，形成于20世纪50年代及60年代初期。行为治疗不是由一位心理学家创立的，而是许多人根据行为主义理论集合而成。

　　行为主义的发展可以被区分为早期行为主义、新行为主义和新的新行为主义。早期行为主义的代表人物以华生为首，新行为主义的主要代表人物为斯金纳等，新的新行为主义则以班杜拉为代表。行为主义的主要观点是认为心理学不应该研究意识，只应该研究行为，把行为与意识完全对立起来。在研究方法上，行为主义主张采用客观的实验方法，而不使用内省法。主要理论及治疗方法可以概括如下。

一、基本假设

　　行为主义认为，行为是学习的结果，是刺激与反应的连结，异常行为与正常行为都是通过学习训练和后天培养而获得的。所以学习的概念是行为主义的核心，人的心理问题既然可以通过学习获得，那么同样可以通过学习而改变或消失，学习是获得行为和改变行为的主要途径。而心理治疗就是消除和改变不适应性行为，获得适应性行为的过程。故而，行为主义强调通过学习、训练提高来访者的自我控制力，通过控制情绪、调整行为以及内脏生理活动来矫正异常行为，改变心理行为问题。

二、经典条件反射

经典条件反射（又称巴甫洛夫条件反射），是指一个刺激和另一个带有奖赏或惩罚的无条件刺激多次联结，可使个体学会在单独呈现该一刺激时，也能引发类似无条件反应的条件反应。经典条件反射最著名的例子是巴甫洛夫的狗的唾液条件反射。经典条件反射具有获得、消退、恢复、泛化四个特征。它与操作性条件反射既有区别，又有相似之处。

巴甫洛夫的条件反射实验：在喂狗食前几秒钟，发出铃声或节拍器响声，接着再将肉送入狗的口中。开始时，狗听到铃声只加注视，并不流口水，只是吃到食物时，才淌口水。但这种操作过程经过若干次后，只要一发出铃声或节拍器声，狗就立刻分泌唾液。很显然，狗对声音做出了反应。这种本来和唾液分泌无关的铃声和节拍器声，由于它们和食物出现的时间接近，现在则可以引起唾液的分泌。这种反应是后天学习得来的，巴甫洛夫称之为条件反射（简称Rc）。铃声和节拍器声称为条件刺激（简称Sc），它们受一定条件的制约。巴甫洛夫称食物为无条件刺激（简称Su），称那种吃食物时流口水的反应为无条件反射（简称Ru），因为它是生来就会的，不是后天学习得来的反射活动。之后，实验程序进行调整，只发出铃声不给食物，并进行多次重复，狗分泌的唾液逐渐减少，直到完全消失，称之为消退。巴甫洛夫还研究了狗的变态反应，以正圆形和椭圆形为条件刺激物，椭圆形给予食物，正圆形则不给予食物；当这种条件反射形成后，改成正圆形给予食物，椭圆形不给予食物。当狗难以区分正圆和椭圆时，开始变得烦躁不安、狂吠、哀鸣等。这种不正常反应，称为实验性神经症，类似于人的神经症状。

华生的小阿尔伯特实验证明了人类的情绪（如恐惧）也是能够被条件的，并相信原来无法产生任何反应的中性刺激，伴随着非条件刺激，在自然而然地产生非条件反应之后，中性刺激便成为能够单独产生条件反应的条件刺激。

三、操作性条件反射

提出操作性条件反射理论的是美国著名心理学家斯金纳。斯金纳把行为分成两类：一类是应答性行为，这是由已知的刺激引起的反应；另一类是操作性行为，是有机体自身发出的反应，与任何已知刺激物无关。与这两类行为相应，斯金纳把条件反射也分为两类。与应答性行为相应的是应答性反射，称为S（刺激）型，S来自英文Simulation。与操作性行为相应的是操作性反射，称为R（反应）型，来自英文Reaction。S型条件反射是强化与刺激直接关联，R型条件反射是强化与反应直接关联。斯金纳认为，人类行为主要是由操作性反射构成的操作性行为，操作性行为是作用于环境而产生结果的行为。在学习情境中，操作性行为更有代表性。斯金纳很重视R型条件反射，因为这种反射可以塑造新行为，在学习过程中尤为重要。

斯金纳的操作性条件反射实验是在他设计的动物实验仪器，即著名的斯金纳箱中进行的。他把一只饿了的老鼠放入斯金纳的实验箱，让它在箱内自由探索。老鼠由于饥饿而寻找食物，在实验箱中乱窜，偶尔压到一下能掀起食物的杠杆，于是一个食物球就掉进了食盘。老鼠在得到食物后，下一次饥饿就会再次乱窜，经过几次强化后，条件作用就迅速地形成了。食物是强化物，运用强化物来增加某种反应（即行为）频率的过程叫作强化。斯金纳认为，强化训练是解释机体学习过程的主要机制。在实验过程中，老鼠操控杠杆的行为是获取食物的工具，这种反射叫作工具性条件反射，或者工具性学习。

关于操作性条件反射的消退，斯金纳总结说："如果在一个已经通过条件化而增强的操作性活动发生之后，没有强化刺激物出现，它的力量就削弱。"可见，与条件作用的形成一样，消退的关键也在于强化。例如，老鼠的压杠行为如果不予以强化，压杆反应便停止。学生某一良好反应未能受到教师充分的关注和表扬，学生便最终放弃这一做出良好反应的努力。

但是，反应的消退表现为一个过程，即一个已经习得的行为并不即刻随强化的停止而终止，而是继续反应一段时间，最终趋于消失。斯金纳以实验表明，一只已经习得压杆反应的老鼠在强化被停止之后，仍然能按压杠杆达50～250次之多，然后最终停止反应。至于消退的时间，则与该习得反应本身力量的强弱成正比，即如果原来反应非常牢固，那么消退的时间较长，反之亦然。例如，在上述实验中，受过多次强化的老鼠在强化停止后，可连续按压杠杆250次左右，而仅受过一次强化的老鼠在强化停止后连续按压杠杆的次数为50次左右。所以，消退过程的时间长短也是斯金纳衡量操作性条件反射力量的一个指标。

四、社会学习理论

社会学习理论是由美国心理学家班杜拉于1977年提出的。它着眼于观察学习和自我调节在引发人的行为中的作用，重视人的行为和环境的相互作用。班杜拉认为，行为习得有两种不同的过程：一种是通过直接经验获得行为反应模式的过程，即我们所说的直接经验的学习；另一种是通过观察示范者的行为而习得行为的过程，即我们所说的间接经验的学习。而班杜拉的社会学习理论强调观察学习或模仿学习。

班杜拉对观察学习进行了分析，并将观察学习分为四个过程：注意过程、保持过程、再现过程、动机确立过程。注意过程是观察学习的起始环节。在注意过程中，示范者行动本身的特征、观察者本人的认知特征以及观察者和示范者之间的关系等诸多因素影响着学习的效果。在观察学习的保持过程，示范者虽然不再出现，但他的行为仍给观察者以影响。要使示范行为在记忆中保持，需要把示范行为以符号的形式表象化。通过符号这一媒介，短暂的榜样示范就能够被保持在长时记忆中。观察学习的第三个过程是把记忆中的符号和表象转换成适当的行为，即再现以前所观察到的示范行为。这一过程涉及运动再生的认知组织和根据信息反馈对行为的调整等一系列认知的和行为的操作。最后一个过程是动机确立过程，能够再现示范行为之后，观察学习者（或模仿者）是否能够经常表现出示范行为，受到行为结果因素的影响。行为结果包括外部强化、自我强化和替代性强化。班杜拉把这三种强化作用看成是学习者再现示范行为的动机力量。如将示范行为与奖励或惩罚联系起来，无疑会促进或抑制该行为，使习得的行为相对稳定地建立起来。强化也分为正强化和负强化。

班杜拉为了解释说明人类行为，对其中的环境决定论和个人决定论提出了批判，并提出了自己的交互决定论，即强调在社会学习过程中行为、认知和环境三者的交互作用。环境决定论认为，行为是由作用于有机体的环境刺激决定的；个人决定论认为，环境取决于个体如何对其发生作用；班杜拉则认为，行为、环境与个体的认知之间的影响是相互的，但他同时反驳了"单向的相互作用"即行为是个体变量与环境变量的函数，认为行为本身是个体认知与环境相互作用的一种副产品。班杜拉指出，行为、个体（主要指认知和其他个人的因素）和环境是"你中有我，我中有你"的，不能把某一个因素放在比其他因素重要的位置，尽管在有些情境中，某一个因素可能起支配作用。他把这种观点称为"交互决定论"。

班杜拉还提出了自我调节理论和自我效能理论。他认为，自我调节是个人的内在强化过程，是个体通过将自己对行为的计划和预期与行为的现实成果加以对比和评价，来调节自己行为的过程。人能依照自我确立的内部标准来调节自己的行为。他认为，人的行为不仅受外在因素的影响，也受通过自我生成的内在因素的调节。自我调节由自我观察、自我判断和自我反应三个过程组成。经过上述三个过程，个体完成内在因素对行为的调节。自我效能是指个体对自己能否在一定水平上完成某一活动所具有的能力判断、信念或主体自我把握与感受，也就是个体在面临某一任务活动时的胜任感及其自信、自珍、自尊等方面的感受。自我效能也可称作"自我效能感"。班杜拉对自我效能的形成条件及其对行为的影响进行了大量的研究，指出自我效能的形成主要受五种因素的影响，包括行为的成败经验、替代性经验、言语劝说、情绪的唤起以及情境条件。

五、行为治疗的常用方法

1. 系统脱敏疗法。

这一疗法又称交互抑制法，是美国精神病学家沃尔普在20世纪50年代根据经典条件反射和操作条件反射发展起来的心理治疗方法，主要用于由焦虑和恐惧引起的不适应性行为和逃避反应。这种方法主要是诱导来访者缓慢地暴露出导致神经症焦虑、恐惧的情境，并通过心理的放松状态来对抗这种焦虑情绪，从而达到消除焦虑或恐惧的目的。如果一个刺激所引起的焦虑或恐怖状态在来访者所能忍受的范围之内，经过多次反复的呈现，他便不再会对该刺激感到焦虑和恐怖，治疗目标也就达到了。这就是系统脱敏疗法的治疗原理。

系统脱敏疗法一般分为三个步骤：（1）放松训练。咨询师要教会来访者放松程序，让来访者每日坚持训练，来访者一般需要六到十次练习，每次历时30分钟，每天一到两次，以达到全身肌肉能够迅速进入松弛状态为合格。（2）建立恐怖或焦虑等级层次。来访者与咨询师共同找出所有使来访者感到恐怖或焦虑的事件。两人将来访者报告出的恐怖或焦虑事件按等级程度由小到大排列。（3）系统脱敏练习。首先，进入放松状态，让来访者坐在舒适的座椅上，随着音乐进行肌肉放松。其次，进行想象脱敏训练。应当让患者想象着某一等级的刺激物或事件，若患者能清晰地想象并感到紧张，停止想象并全身放松，之后反复重复以上过程，直到患者不再对想象感到焦虑或恐惧，那么该等级的脱敏就完成了。以此类推做下一个等级的脱敏训练。一次想象训练不超过四个等级，如果训练中某一等级出现强烈的情绪，则应降级重新训练，直到可适应时再往高等级进行。当通过全部等级时，可从模拟情境向现实情境转换，并继续进行脱敏训练。最后，进行现实训练。这是治疗最关键的地方，仍然从最低级开始至最高级，逐级放松、脱敏训练，直到不引起强烈的情绪反应为止。为患者布置家庭作业，要求患者可每周在治疗指导后对同级自行强化训练，每周2

次，每次30分钟为宜。

2. 冲击疗法。

冲击疗法又称满灌疗法，是行为治疗的一种重要方法，就是通过直接使病人处于他所恐惧的情境之中，以收物极必反之效，从而消除恐惧，主要用于恐怖症的治疗。这一治疗方法与系统脱敏都鼓励来访者去接触自己害怕、恐惧的对象，在接触中实现脱敏。不同的是，系统脱敏对敏感对象的接触是由轻到重，逐步升级，而冲击疗法则与之相反，是将敏感对象完全暴露在来访者之前，在强烈的刺激下快速脱敏。

冲击疗法的治疗步骤：（1）向来访者详细介绍该方法的有关情况，制定并签署治疗协议。（2）对来访者进行身体及精神检查。（3）确定刺激物和场地。刺激物应是来访者最害怕和忌讳的事物，即引发来访者恐惧反应的根源，场地不宜太大，布置应简单，除了刺激物外别无其他。刺激物的摆放应使来访者无论在哪一方面都能感觉到刺激物的存在而无法对之回避。房门原则上要由咨询师把持，控制来访者，使其不能随意夺门而出，并要准备好安定（地西泮）、心得安（普萘洛尔）、肾上腺素等应急药品，以备不测。（4）具体实施。实施前，来访者可正常进食、饮水，最好排空大小便，如可能最好同步监测血压和心电。将来访者带入指定位置，迅猛地向来访者呈现刺激物进行冲击。来访者可能会有各种反应，治疗者不予以理睬，持续呈现刺激物，制止来访者的各种不利行为，但如有严重生理反应需立即停止，除此之外，一定要让来访者坚持下去。当来访者对恐惧刺激听而不闻，视而不见，结束治疗。

3. 厌恶疗法。

这是一种通过惩罚手段抑制或消除来访者不良行为的治疗方法。将厌恶刺激（负强化的刺激物）作为惩罚性的无条件刺激，使之与引起不良行为的条件刺激相结合，如让电击与饮酒行为同时出现，从而引起来访者对原有条件反应（饮酒）的厌恶、恐惧或回避。经多次应用惩罚性刺激，使来访者消除已形成的不良行为。厌恶疗法常用于治疗酒癖、性行为变态、强迫观念等。在治疗时，厌恶性刺激应该达到足够强度。通过刺激使来访者产生痛苦或厌恶性反应，治疗持续的时间应直到不良行为消失为止。如强迫观念的来访者，用拉弹橡皮圈法治疗。头几天，当强迫观念出现时要接连拉弹三十到五十次，才能使症状消失。另外，来访者要有信心，主动配合治疗。当治疗有进步时，医生要及时鼓励来访者，必要时最好取得其家人的配合，效果会更好。

常用的厌恶治疗形式有以下三种：（1）电击厌恶疗法。即将求治者习惯性的不良行为反应与电击连在一起，一旦这一行为反应在想象中出现，就予以电击。电击一次后休息几分钟，然后进行第二次。每次治疗时间为20～30分钟，反复电击多次。治疗次数可从每日六次到每两个星期一次，电击强度的选择应征得求治者的同意。（2）药物厌恶疗法。即在求治者出现贪恋的刺激时，让其服用呕吐药，产生呕吐反应，从而使该行为反应逐渐消失。药物厌恶疗法多用于矫治与吃有关的行为障碍，如酗酒、饮食过度，其缺点是耗时太长，且易弄脏环境。（3）想象厌恶疗法。即将施治者口头描述的某些厌恶情境与求治者想象中的刺激联系在一起，从而产生厌恶反应，以达到治疗目的。此疗法操作简便，适应性广，对各种行为障碍疗效较好。如在恋物癖来访者头脑中出现窃取恋物的观念或出现此种行为之际，令来访者用通电或是用针刺痛自己，重复结合多次之后，可以减轻或消除患者此类适应不良行为。

4. 松弛疗法。

这一疗法又称松弛训练或放松训练。它是按一定的练习程序，学习有意识地控制或调节自身的心理生理活动，以达到降低机体唤醒水平，调整那些因紧张刺激而紊乱了的功能。基于这一原理，放松疗法就是通过意识控制使肌肉放松，同时间接地松弛紧张情绪，从而达到心理轻松的状态，有利于身心健康。放松疗法常与系统脱敏疗法结合使用，同时也可单独使用，可用于治疗各种焦虑性神经症、恐怖症，且对于系统的身心疾病都有较好的疗效。

放松有多种形式：（1）肌肉松弛法。通过手臂、头部、躯干、腿部的逐步松弛而达到全身松弛的目的。（2）深呼吸放松。通过吸气、呼气、缓气来调整呼吸，以达到放松的效果。（3）想象放松法。将意念集中于某一现实或幻想的物体或情景，如一片白云、一棵大树、广阔的草原、平静的湖泊或者波涛汹涌的大海，想象这些能使你放松下来的情景，使注意力掩蔽其他思绪，从而使心情平静下来。放松训练需要一些准备工作：安排一间安静整洁、光线柔和、周围无噪音的房间，在施疗时，咨询师说话声音要低沉、轻柔、温和，让来访者舒适地靠坐在沙发或椅子上，闭上眼睛。咨询师按照指导语指导来访者，进行反复练习。

5. 代币法。代币法是行为疗法中运用最广泛的方法之一，也称表征性奖励制。用奖励强化所期望的行为，用惩罚消除不良行为而达到目的。代币法就是运用代币，并编制一套相应的激励系统来对符合要求的目标行为的表现进行肯定和奖励。代币起着表征的作用，只是一个符号，在小学里尤其是以小红花、五角星等为代表，也可以是记分卡、点数等，可以根据情况灵活运用。代币法对于10岁以前的儿童效果最为显著。

代币法的基本步骤：（1）了解来访者的兴趣与愿望，如最喜欢的东西、最想去的地方等。（2）罗列出需要改善的行为。（3）按照从易到难的顺序将行为排序，并从中选择几条给以具体的目标。这里特别要指出的是：其一，行为目标一定要具体、明确，而不能抽象；其二，刚开始实施时，行为选择不宜过多，一般不超过5条，而且一定要至少有2条是来访者容易做到的，给他们以信心坚持。（4）确定代币的表示方法，如打√或者记五角星。（5）确定行为达到时可以得到的代币数量。（6）确定代币与奖励的兑换标准。（7）确定代币兑换的时间。（8）为了记录方便，做一张记录表。（9）对潜在的问题做出计划。（10）总结评估。

基于行为主义的某强迫患者的咨询目标设定与咨询策略案例分析

咨询目标

1. 帮助来访者在每天上午被观察的40分钟时间里，使其洗手的次数从原来的多次降低到正常次数，强迫行为的发生次数明显减少，矫正强迫行为。

2. 帮助来访者在接受治疗的时间里，能够准确地接受某些信息并识别这些信息，如在小区里看到有大人领着孩子时，能够准确地识别这一现象，而不是认为有人牵着一条狗。

3. 帮助来访者在接受治疗的时间里，能够逐渐减轻对于特定情境的恐怖情绪，如逐渐减轻对狗、猫等宠物及与宠物有关的人和事的恐惧。

咨询策略与技术

采用系统脱敏疗法、厌恶疗法、代币法以及自我控制共同实施的方式来帮助来访者摆脱痛苦的体验。

一、系统脱敏法：让当事人处于全身充分放松的状态下，想象自己处于所恐惧的刺激情景之中，并让当事人从最不恐惧的情境到最为恐惧的情境，以小步子的方式渐进而缓慢地一一通过，从而降低当事人对惧怕情景的敏感性。系统脱敏疗法包括三个基本步骤。

1. 放松训练（前提）：在对来访者进行系统脱敏前，让来访者进行肌肉放松训练，通过让肌肉放松和紧张交替进行来实现。

2. 建立恐怖或焦虑等级层次（重点）：将使来访者感到恐怖或焦虑的事件依照个体所感觉到的焦虑程度由弱到强依次往下排列，将最强的刺激排在最下端。咨询师和来访者共同制定和排列焦虑等级，以确定脱敏的顺序。根据卡片上的情景，引发来访者焦虑的程度来评分。例如，进门后没有及时换衣换鞋，没有洗手，关门后没有反复进行检查。

3. 系统脱敏练习：先让来访者放松，然后让来访者想象焦虑情景。例如，进门后没有洗手，持续一段时间，停止想象。然后再放松，再要求想象情景，再停止。就这样要求来访者每个情景重复做3～4次。

二、厌恶疗法：将欲戒除的目标行为与某种不愉快的或惩罚性的刺激反复多次结合起来。例如，在洗手间里贴上很多恐怖或恶心的图片，每次当来访者进去洗手时就会看到这些图片，引发不愉快的情绪体验，从而降低来访者洗手的次数。

三、代币法：使用代币作为强化物来进行行为矫正计划。代币就是条件性强化物。如果一个刺激本身不具有强化作用，而是通过和一个强化刺激相联系才获得强化的力量，那么这个刺激就称为条件性强化物。

1.确定目标行为（如来访者减少洗手的次数）。

2.确定代币。在来访者减少洗手次数以后，就可以换取条件强化物（积分卡），积累一定的条件强化物后可以换取后援强化物（如一顿美食）。

3.确定后援强化物。后援强化物必须对来访者有一定的吸引力，可以很昂贵也可以很便宜，最主要的是让来访者感到满足，得到愉快的情绪体验。

4.拟定代币交换系统。确定哪种行为可以获得代币（如减少洗手行为）、明确代币的实施计划（连续强化还是间歇强化）、确定代币的价值（多少强化物可以换取一个后援强化物）、确定后援强化物的交换时间和地点。

5.决定是否使用反应代价。保证来访者可以继续强化减少洗手次数的行为。

四、自我控制：一种当事人参与的治疗模式，其实质是一种自我治疗方法，让当事人对自己实施治疗。

1.表达自我矫治的意愿和决定。来访者从小时候就意识到自己的强迫行为，但一直无法治愈。这表明来访者是想改变自己的行为的。

2.确定目标行为及其行为标准（如目标行为：减少洗手的次数行为标准；与正常人一样，在手接触脏的事物后去洗手）。

3.自我监控行为改变进程：让来访者记录问题行为（如无法控制住自

己去洗手）发生的时间、地点、次数以及强度和持续时间。

4. 对问题行为进行功能评估。

5. 选择合适的自我矫治方法（如引入强化物）。

6. 维持和迁移自我矫治的效果。来访者要坚持下去并定期进行检查，也可以请家人进行监督。

第三节　认知主义

认知主义又名认知学派，与行为主义学派的理论相对。认知学派学者认为学习者透过认知过程，把各种资料加以储存及组织，形成知识结构。认知治疗强调认知过程是心理行为的决定因素，个体对事件和环境的评价决定了个体的情绪和行为反应。认知治疗就是根据人的认知过程，影响其情绪和行为的理论假设，通过认知和行为技术来改变求治者的不良认知，从而矫正不良行为，适应社会的心理治疗方法。认知主义源于格式塔心理学派，代表人物有托尔曼、皮亚杰、费斯汀格等。

一、认知地图论

美国心理学家托尔曼认为，学习的结果不是S（刺激）与R（反应）的直接联结。他主张把S-R公式改为S-O-R公式，O代表有机体的内部变化。为了探索动物在学习过程中的认知变化，托尔曼设计了一些巧妙的实验。实验时将白鼠置于箱内的出发点，然后让它们自由地在迷宫中探索，迷宫中有三条到达食物箱的长短不等的通道。白鼠在迷宫内经过一段时间的探索后，被置于箱的出发点，研究者观察它们的行为，检验它们的学习结果。结果：若三条通道畅通，白鼠选择第一通道到达食物箱；若A处堵塞，白鼠选择走第二通道；若B处堵塞，它们则选择走第三条通道。根据这个实验以及其他许多实验，托尔曼认为，动物的学习并非是一连串的刺激与反应，它们学习的实质是脑内形成了认知地图（即现代认知心理学中的认知结构）。外在的强化并不是学习产生的必要因素，不强化也会出现学习。在此实验中，动物在未获得强化之前学习已经出现，只不过未表现出来，托尔曼称之为潜伏学习。

二、认知发展理论

瑞士心理学家皮亚杰的认知发展理论摆脱了遗传和环境的争论和纠葛，旗帜鲜明地提出内因和外因相互作用的发展观，即心理发展是主体与客体相互作用的结果。他认为其本质是适应，用四个基本概念阐述他的适应理论和建构学说，即图式、同化、顺应和平衡。图式即认知结构。结构不是指物质结构，是指心理组织，是动态的机能组织。图式具有对客体信息进行整理、归类、改造和创造的功能，以使主体有效地适应环境。认知结构的建构是通过同化和顺应两种方式进行的。同化是主体将环境中的信息纳入并整合到已有的认知结构的过程。同化过程是主体过滤、改造外界刺激的过程，通过同化，加强并丰富原有的认知结构。顺应是当主体的图式不能适应客体的要求时，就要改变原有图式，或创造新的图式，以适应环境需要的过程。顺应使图式得到质的改变。平衡是主体发展的心理动力，是主体的主动发展趋向。皮亚杰认为，儿童一生下来就是环境的主动探索者，他们通过对客体的操作，积极地建构新知识，通过同化和顺应的相互作用，达到符合环境要求的动态平衡状态。皮亚杰认为，主体与环境的平衡是适应的实质。

皮亚杰把认知发展视为认知结构的发展过程，以认知结构为依据区分心理发展阶段。他把认知发展分为四个阶段。

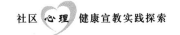

1. 感知运动阶段（两岁之前）。

这个阶段的儿童的主要认知结构是感知运动图式，儿童借助这种图式可以协调感知输入和动作反应，从而依靠动作去适应环境。通过这一阶段，儿童从一个仅仅具有反射行为的个体逐渐发展成为对其日常生活环境有初步了解的问题解决者。

2. 前运算阶段（二到六七岁）。

儿童将感知动作内化为表象，建立了符号功能，可凭借心理符号（主要是表象）进行思维，从而使思维有了质的飞跃。其特点：泛灵论、自我中心主义、思维的不可逆性、缺乏物体守恒。

3. 具体运算阶段（六七岁到十一二岁）。

在本阶段内，儿童的认知结构由前运算阶段的表象图式演化为运算图式。具体运算思维的特点：具有守恒性、脱自我中心性和可逆性。思维的可逆性是该阶段儿童思维成熟的最大特征。皮亚杰认为，该时期的心理操作着眼于抽象概念，属于运算性（逻辑性）的，但思维活动需要具体内容的支持。

4. 形式运算阶段（十一二岁及以后）。

这个时期，儿童思维发展到抽象逻辑推理水平。思维特点是思维形式摆脱思维内容。形式运算阶段的儿童能够摆脱现实的影响，关注假设的命题，可以对假言命题做出逻辑的和富有创造性的反应。能够进行假设—演绎推理。假设—演绎推理是先提出各种解决问题的可能性，再系统地评价和判断正确答案的推理方式。假设—演绎的方法分为两步：首先提出假设，提出各种可能性；然后进行演绎，寻求可能性中的现实性，寻找正确答案。

三、认知失调理论

认知失调理论是由美国心理学家费斯汀格提出的，是指个体认识到自己的态度之间或者态度与行为之间存在着矛盾。在费斯汀格看来，所谓的认知失调是指由于做了一项与态度不一致的行为而引发的不舒服的感觉，如你本来想帮助你的朋友，实际上却帮了倒忙。费斯汀格认为，在一般情况下，人们的态度与行为是一致的，如你和你喜欢的人一起郊游或不理睬与你有过节的另一个人。但有时候态度与行为也会出现不一致。比如，尽管你很不喜欢你的上司夸夸其谈，但怕他报复你而恭维他。

每个人的心理空间中包含多种多样的认知因素。这些因素是人对外部世界和对自我的种种认识，包括观念、信仰、价值观、态度等许多方面，同时，也可以是某种行为的表象或再现，甚至是对未来事件的期待。随着人当前社会活动的内容不同，各种有关的认知因素会以各种组合方式并存于人的当前意识中。它们之间的关系有三种可能性，即协调、失调和不相关。协调和失调是针对认知因素之间是否在心理上存在相互矛盾而言。态度与行为产生不一致的时候，常常会引起个体的心理紧张。为了克服这种由认知失调引起的紧张，人们需要采取多种多样的方法，以减少自己的认知失调。认知治疗的常用方法有以下两种。

1. 理性情绪疗法。

这一疗法又称合理情绪疗法，简称RET法，是由美国心理学家阿尔伯特·艾利斯于20世纪50年代创立的。理性情绪疗法是在ABC理论基础上建立的。ABC理论是该方法的理论核心，即对诱发事件（Activating events，A）所持有的不合理的信念（Believes，B）是导致情绪和行为问题等结果（Consequence，C）的主要原因。他认为，人的情绪和行为障碍不是由于某一激发事件直接引起，而是由于经受这一事件的个体对它不正确的认知和评价所引起的信念，最后导致在特定情景下的情绪和行为后果。通常认为情绪和行为后果的反应直接由激发事件所引起，即事件A引起情绪和行为C，而ABC理论则认为事件A只是情绪和行为C的间接原因，个体对事件A的认知和评价而产生的信念B才是直接的原因。

不合理信念是理性情绪疗法的核心概念，是指会导致情绪和行为问题的不合理认知。这些不合理的认知往往是个体产生抑郁、自卑、恐惧、焦虑等不良情绪的原因，甚至会导致神经症。美国心理学家韦斯勒总结出不合理信念的三个特征，即绝对化、概括化和糟糕至极。绝对化是非理性信念中最常见的一个特征，从自己的主观愿望出发，认为某一事件必定会发生或不会发生，常用"必须"或"应该"字眼，然而客观事物的发生往往不依个人的主观意志所转移，因此怀有这种看法或信念的人极易陷入情绪的困扰。过分的概括化即对事件的评价以偏概全，个人偶遇不幸就觉得前途无望，他人稍有过失就全盘否定，结果很容易陷入消极情绪之中。糟糕至极即认为事件的发生会导致非常可怕或灾难性的后果。这种非理性信念常使个体陷入抑郁、悲观、绝望、不安、极端痛苦的情绪体验中不能自拔。这种想法常常是与个体对己、对人、对周围环境事物的要求绝对化相联系的。

理性情绪疗法的基本步骤：（1）心理诊断阶段。这是治疗的最初阶段，咨询师通过与来访者建立良好的工作关系，帮助来访者建立自信心。其次，摸清来访者所关心的各种问题，从其最迫切希望解决的问题入手，对症下药。（2）领悟阶段。这一阶段主要帮助病人认识到自己不适当的情绪和行为表现或症状是什么，产生这些症状的原因是自己造成的，要寻找产生这些症状的思想或哲学根源，即找出它们的非理性信念。（3）修通阶段。这一阶段，咨询师主要采用辩论的方法动摇来访者的非理性信念。通过辩论使其真正认识到自己的非理性信念是不现实的，不合乎逻辑的，也是没有根据的，以合理的信念取代不合理信念。（4）再教育阶段。这是治疗的最后阶段，为了进一步帮助来访者摆脱旧有思维方式和非理性信念，教导来访者逐渐养成与非理性信念进行辩论的方法。用理性方式进行思维的习惯，这样就达到建立新的情绪，如解决问题的训练、社会技能的训练，以巩固这一新的目标。

2. 贝克认知疗法。

这一疗法由美国心理学家贝克在研究抑郁症治疗的临床实践中逐步创建。贝克认为，认知产生了情绪及行为，异常的认知产生了异常的情绪及行为。认知是情感和行为的中介，情感问题和行为问题与歪曲的认知有关。人们早期经验形成的"功能失调性假设"或称为图式，决定着人们对事物的评价，成为支配人们行为的准则，而不为人们所察觉，即存在于潜意识中。一旦这些图式为某种严峻的生活实践所激活，则有大量的"负性自动想法"在脑中出现，即上升到意识界，进而导致情绪抑郁、焦虑和行为障碍。如此，认知歪曲和负性情绪互相加强，形成恶性循环，使得问题持续加重。常见的认知歪曲有：选择性抽象、任意推断、过分概括、夸大和缩小、个人化、极端思维。

贝克认知疗法的常见技术有：（1）识别负性自动想法。主要由来访者完成，要求患者将自己遇到事情后的所思所想即刻记下来，对其中经常出现的、消极的念头进行总结。如"我真没用""我又让父母失望了""这种事都做不好，我无脸见人了"。这些消极的想法貌似真实，却经不起逻辑的检验。（2）识别认知错误。为了识别认知错误，咨询师应听取和记下来访者诉说的自动化思想以及不同的情境和问题，然后要求来访者归纳出一般规律，找出其共性。随着能够分析和识别自身的错误认知和图式，来访者会逐渐认识到情境—自动想法—情感反应之间的关联。（3）真实性检验。找到来访者的认知曲解后，咨询师同其一起对这些预测、推论和假设是否合乎逻辑，是否合乎实际进行检验和辩论，并鼓励来访者对自己的信念进行调查，以验证其正确与否。经过真实性检验，来访者可能发现，绝大多数的时间里这种消极认知和信念是不符合实际的，从而动摇原先的信念。（4）去注意。部分焦虑症患者感到他们是人们注意的中心，他们的一言一行都受到他人的"评头论足"。因此，他们一直认为自己是脆弱的、无力的。治疗计划要求来访者不像以前的方式行事，忽略周围人的注意，结果可发现很少人会注意来访者的言行。（5）监察苦闷或焦虑水平。许多慢性甚至急性焦虑患者往往认为他们的焦虑会一直不变地存在下去，但事实上，焦虑的发生是波动的。鼓励来访者对焦虑的水平进行自我监测，促使其认识焦虑波动的特点，增强抵抗焦虑的信心，是认知治疗的一项常用技术。（6）苏格拉底式对话。指咨询师不做主观判断，通过一系列追根究底式的对话，让来访者发现自己想法中的自相矛盾之处，从而改变自己的想法。

基于认知主义的来访者的案例分析

一、认知图式

（1）来访者认定猫狗及其相关事物一定会给他带来伤害，抱有一种消极的认知图式，认为自己恐惧猫、狗等宠物及其相关的人和事，即使他后期灭火时没有考虑过这些问题就可以冲进去，但他依旧觉得自己害怕这些事情；

（2）童年时期开始，来访者就觉得这个世界对自己很不友好（父母、老师、同学），他认定自己是一个无能、懦弱、没有自由和希望的人。

二、认知歪曲

（1）选择性抽象——感到自己不受重用就觉得自己没有价值；

（2）任意推断——没有得狂犬病，但是肯定猫、狗及其相关就会给自己带来狂犬病；没有充足的证据就认为自己没有未来；总觉得别人家的东西不干净；

（3）过度概括——猫、狗肯定会给自己带来伤害；不喜欢自己的专业自己肯定没有未来；

（4）夸大或缩小——夸大猫狗带给自己的灾难，缩小自己的抵抗力和能力；

（5）个人化——自己没有未来没有自由；自己和家人肯定会的狂犬病；

（6）极端思维——猫、狗一定会给自己和家人带来伤害；自己绝对没有希望，没有能力；家人必须全部进门反复洗手，回家就换鞋换衣，反复查看是否得狂犬病、艾滋病和乙肝。

三、咨询目标

（1）短期目标：减少对猫、狗等宠物的恐惧，认识到自己歪曲的思维；

（2）长期目标：树立正确的思维模式，与家人过上幸福美满的生活。

四、咨询策略

（1）去灾难法：

"如果你感染狂犬病怎么办？"

（2）质疑绝对化：

"你一定会染上狂犬病吗？"

（3）理解特殊意义法：

"'猫、狗''狂犬病'在你这里意味着什么？"

（4）家庭作业：

接受宠物毛绒玩具或者宠物用具，自我监测和观察。

五、治疗方案

1. 初期：

（1）与当事人建立相互信任的关系；

（2）收集重要的资料（问诊经历、目前的生活情境等）；

（3）减轻来访者症状，为其布置家庭作业。

2. 中期：

（1）挑战、打破"思维——行为——思维——情绪"的恶性循环；

（2）着重认知技巧的应用。

3. 后期：

（1）让来访者学习当自己的治疗师；

（2）教导来访者以更有效的方法处理问题或重建核心人格；

（3）为来访者提供练习新技能的机会。

第四节　人本主义

人本主义心理学在20世纪五六十年代兴起于美国，是美国当代心理学主要流派之一。以马斯洛、罗杰斯等人为代表的人本主义心理学派，既反对行为主义把人等同于动物，只研究人的行为，不理解人的内在本性，又批评弗洛伊德只研究神经症和精神病人，不考察正常人心理，与精神分析学派和行为主义学派分道扬镳，形成心理学的第三思潮。其受现象学和存在主义哲学影响比较明显。

人本主义心理学十分重视人的潜能，认为人有自我实现的倾向，强调人的价值、意义和独立人格在心理健康中的重要性，认为可以通过建立良好的人际关系来促进求助者自信、自强。而人本主义疗法是建立在哲学基础之上，通过为求助者创造无条件支持与鼓励的氛围，使来访者能够深化自我认识、发现自我潜能并且回归本我，来访者通过改善"自知"或自我意识来充分发挥积极向上的和自我实现的潜力，以改变自我的适应不良行为，矫正自身的心理问题。

一、马斯洛的自我实现论

美国心理学家马斯洛认为，人类行为的心理驱力不是性本能，而是人的需要。他将其分为两大类、七个层次，好像一座金字塔，由下而上依次是生理需要、安全需要、归属与爱的需要、尊重的需要、认识需要、审美需要、自我实现需要。第一，生理需要。生理需要是指满足人类生存的最基本需要，包括饮食、睡眠、性、喝水等。第二，安全需要。安全需要是指人类在满足了生理需要后的更进一步需要，它主要指大家常常说的安全感，对人的正常工作和生活非常重要。第三，归属与爱的需要。这一层主要指在满足前两层的基础上，出现的创立家庭或者加入某个团体组织等，得到自己的认同感及爱的权利和义务。第四，尊重的需要，是指较高层次的需要，包括得到别人尊重和尊重别人两个方面。第五，认识需要，主要指我们对知识和各种现象的认识和理解。第六，审美需要，是指我们在生活和工作中发现美、欣赏美，是一种较高级的需要。第七，自我实现需要，是指实现自己的人生目标，它没有高低贵贱之分，以人的自我衡量为标准，是人自己的一种境界。

在正常情况下，后一层需要的出现都是以前一层次获得满足为前提，但不是绝对如此，它们之间呈现出一种相互的波浪式推进关系。马斯洛认为，人类共有真、善、美、正义、欢乐等内在本性，具有共同的价值观和道德标准，达到人的自我实现关键在于改善人的"自知"或自我意识，使人认识到自我的内在潜能或价值，人本主义心理学就是促进人的自我实现。

二、罗杰斯的自我实现论

美国心理学家罗杰斯认为，刚出生的婴儿并没有自我的概念，随着他（她）与他人、环境的相互作用，他（她）开始慢慢地把自己与非自己区分开来。当最初的自我概念形成之后，人的自我实现趋向开始激活，在自我实现这一股动力的驱动下，儿童在环境中进行各种尝试活动并产生出大量的经验。通过机体自动的估价过程，有些经验会使其感到满足、愉快，有些即相反。满足愉快的经验会使儿童寻求保持、再现，不满足、不愉快的经验会使儿童尽力回避。在孩子寻求积极的经验中，有一种是受他人的关怀而产生的体验，还有一种是受到他人尊重而产生的体验。不幸的是，儿童这种受关怀尊重需要的满足完全取决于他人。他人（包括父母）根据儿童的行为是否符合其价值标准、行为标准来决定是否给予关怀和尊重，所以说，他人的关怀与尊重是有条件的，这些条件体现着父母和社会的价值观。罗杰斯称这种条件为价值条件，儿童不断通过自己的行为体验到这些价值条件，会不自觉地将这些本属于父母或他人的价值观念内化，变成自我结构的一部分。渐渐地，儿童被迫放弃按自身机体估价过程去评价经验，变成用自我中内化了的社会的价值规范去评价经验，这样儿童的自我和经验之间就发生了异化。当经验与自我之间存在冲突时，个体就会预感到自我受到威胁，因而产生焦虑。

预感到经验与自我不一致时，个体会运用防御机制（歪曲、否认、选择性知觉）来对经验进行加工，使之在意识水平上达到与自我相一致。如果防御成功，个体就不会出现适应障碍，若防御失败就会出现心理适应障碍。罗杰斯的以人为中心的治疗目标是将原本不属于自己的事经内化而成的自我部分去除掉，找回属于他自己的思想情感和行为模式，用罗杰斯的话说，"变回自己""从面具后面走出来"，只有这样的人才能充分发挥个人的机能。人本主义的实质就是让人领悟自己的本性，不再倚重外来的价值观念，让人重新信赖、依靠机体估价过程来处理经验，消除外界环境通过内化而强加给他的价值观，让人可以自由表达自己的思想和感情，由自己的意志来决定自己的行为，掌握自己的命运，修复被破坏的自我实现潜力，促进个性的健康发展。

三、人本主义治疗的常用方法

来访者中心疗法，也称为求助者中心疗法，是20世纪60年代兴起的，由罗杰斯所倡导。这种咨询方法认为，任何人在正常情况下都有着积极的、奋发向上的、自我肯定的、无限的成长潜力，在很大程度上能够理解自己并解决自己的问题，无需咨询师进行直接干预，人能够通过自我引导而成长。如果人的自身体验受到闭塞，或者自身体验的一致性丧失、被压抑、发生冲突，人的成长潜力受到削弱或阻碍，就会表现为心理病态和适应困难。如果创造一个良好的环境，使他能够和别人正常交往、沟通，便可以发挥他的潜力,改变其适应不良行为。

在心理咨询时,来访者中心疗法使用的主要技巧包括以下几个方面:(1)倾听。咨询师满怀热情地、认真地听,从当事人的角度理解他(她)。咨询师必须能够辨别来访者的感受,准确地听懂来访者传递的信息以及他们想要传递的深层含义。倾听时要注意:首先忘掉自己立场和见解;让对方把话说完(保持沉默);允许别人有不同的观点(求同存异)。听的过程:点头、微笑、赞许;不走神;注意对方的非语言因素;收集并记住对方的观点,不要演绎。(2)同感。也是我们常说的共情。同感指咨询师对来访者的内心世界有准确的了解,如同感受自己一样,并将其感受了解到的传达给对方。来访者此时会感到自己被接纳和理解,产生愉快和满足。同感要注意:不要用自己的参照框架看待来访者;要设身处地地理解来访者及其问题;要因人而异,注意同感的时机和程度;善用躯体语言;要考虑来访者的特点及文化背景。(3)观察。为避免咨询关系受阻,咨询师必须提高自己的观察能力。咨询过程中,咨询师的观察表现在:从来访者的行为和语言了解来访者的情绪状态;注意来访者语调的缓急高低;通过来访者的面部表情、眼神、手势等了解其内心感受。(4)对质。当咨询师发觉来访者的表达、认识、行为出现不一致、不协调和矛盾的地方时,向他(她)提问,以作出澄清。对质的前提是已有接纳、尊重、同感、真诚出现,否则,将会出现咨询危机。对质能够帮助来访者对自己的感受、信念、行为进一步了解,对现实有正确的认知,预见和避免危机,减少错误。

人本主义治疗方法除了来访者中心疗法还有团体心理治疗、存在主义疗法和完形疗法等。团体心理治疗又被称作“交朋友”治疗,是罗杰斯开创的人本主义团体心理咨询的形式,适用于消除人际交往障碍及其他社会不良行为。交朋友小组的成员是由背景或问题相似的人组成,都是有一定社交恐惧的人,或害怕与异性相处和交往的人。参加团体心理治疗的人一般病情不太严重,可以坐下来进行小组交流。参加人数一般为十人左右,

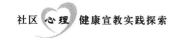

主持人为咨询师或心理医生。活动一般分为三个阶段：相互了解的接受阶段；正式活动和治疗阶段；活动结束阶段。

基于存在人本主义的案例分析与咨询策略

一、基于存在人本主义的案例分析

1.来访原因：

（1）来访者感到生活没有意义，觉得没有价值感，严重影响到日常生活。

（2）父亲控制欲很强，来访者失去自我选择的权利，觉得自己压抑、窝囊。

（3）有自杀倾向。

（4）家人无法忍受来访者目前的状态。

2.四种终极关怀（案例表现）：

（1）死亡。

为了应付对死亡的恐惧，人们便建立各种防御机制来避免觉察死亡。来访者表现出的种种不适：焦虑、强迫等行为都是在逃避死亡。

（2）孤独。

一方面觉得自己必须孤独，另一方面又希望被保护，希望与外界合二为一。来访者害怕这种"存在孤独"，希望被关怀和保护，但来访者并没有得到关心与爱，因而出现了内心冲突，导致不恰当关系行为的出现。（抵抗孤独的防御机制）

（3）自由。

人们能在可选择的范围内做自由的选择（侧重选择）。来访者自由选择生活状态的权力被剥夺。

（4）无意义。

"存在的虚无"是一种认为"存在"没有意义的生活态度（侧重生活态度）。来访者认为生活是无意义的，自己失去了面对生活的态度，失去了选择的标准，认为人生乏味无趣，但仍要为了生活面对选择，认为生活是令人厌倦的。

3. 三种价值：

创造性价值的缺失：表现在工作上不被领导重用。

经验性价值的缺失：表现在来访者感受不到（不愿感受到）来自家人或外在环境的关心和爱（没有爱与被爱）。

态度性价值：在生活中有过困难抉择和成败苦乐经验的体验，但并未从中产生收获。

4. 家庭问题：

（1）夫妻关系不和谐，矛盾频发，爱人对来访者意见颇多。

（2）双方父母对这个家庭的过多干涉。不利于家庭矛盾的解决。

5. 死亡对来访者的意义：

（1）来访者避免死亡就是对于他来说存在的意义。

（2）来访者表现出的种种症状就是在避免死亡、寻找生活意义的过程。

6. 自我觉察：

之所以能够做决定及反应，是因为拥有自我觉察的能力。

因为人具有自我觉察的能力，所以人们希望在生理、心理、精神需求上获得满足，但来访者在这三方面并没有得到满足，让他觉得没有价值感。

二、基于存在人本主义的咨询策略与技术

1. 咨询目标：

（1）帮助来访者寻求三种价值：根据来访者自己独特的机遇和情景，去具体实现生命价值。

（2）坚持让来访者了解和觉察自己，找到冲突来源，帮助他确认无效的防卫方法（焦虑、强迫行为），并发展新的焦虑应对方式。

（3）协助来访者了解和澄清他对自己和世界的看法，让其找到自己可选择的范围，并做出选择与行动。

2. 治疗策略：

（1）重视"共同之旅"的治疗关系：重视我你关系的建立；表现出对来访者人格的尊重、价值的肯定等能够促进来访者的自我探索和开放。

（2）对焦虑的处理：该环节不在于使来访者更轻松或安全，而是鼓励他们认清与处理不安全感和焦虑的来源。

（3）帮助当事人重创自我：这个环节是一个创造性和自我发现的历程，帮助当事人了解目前生活境况，成为更好的自己（而非帮助他们恢复个人的过去）。

3. 可采用的咨询技术：

（1）矛盾意向法（预期焦虑）：使来访者故意去恐惧他所害怕的东西，使当事人的态度颠倒。

（2）减反省法（过分注意和反省）：重建自己身心是值得信赖的理念或将注意力转移到生活的积极面，避免将注意力集中在目前的困境。

第三章　社区心理咨询工作的自我觉察

第一节　心理咨询师工作的边界与觉察

在心理咨询中，"此时此地"是指在咨询地和咨询当时正在发生的事件，包括咨询师和来访者的认知、体验和行为，也包括两者之间的咨访关系，而关系的问题总会在咨询中的此时此地表现出来。此时此地是咨询师和来访者最好的伙伴，也是咨询疗效起作用的最主要的治疗力量，它提供了一个更好的工作方式。而在咨询中，来访者往往沉浸于"那时那地"而忽略"此时此地"。所以寻找和解决此时此地事件并给予关怀和接纳是非常必要的。

同时，咨询师也要保持良好的自我觉察。自我觉察是指一个人对自身的存在以及对世界是什么有所意识，并实际地感受和体验到自己当下的存在。心理咨询师要求和鼓励来访者停留在他们的感受上，充分体验他们的情绪，并从中得到学习。自我觉察是指向当前，在此时此地。

在咨询中，咨询师如何解读来访者症状的心理意义？咨询师如何找到来访者问题失败解决的循环？咨询师如何保持敏锐觉察，推动咨询进展？

一、在观察，也在被观察

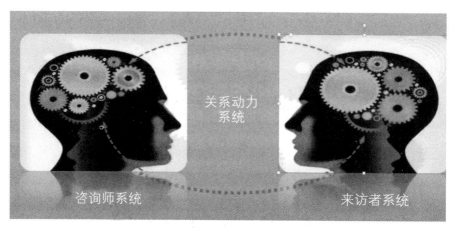

图3.1 咨访关系中的观察系统

心理咨询过程中，咨询师、来访者为关系中的两个主体。通过职业关系中自发的心理动力作用机制，通过关系的建立和维持，以及双方的内在体验与讨论交流，咨访双方的关系保持动态平衡。咨询是一个系统，包括三个独立的子系统：来访者系统、咨询师系统、咨访关系动力系统。

1. 来访者系统。

来访者以其特有、固有的方式，小心翼翼地保持着相对的平衡和稳定。咨询的设置对于来访者而言，是一个安全的情境，在这样安全舒适的氛围中，来访者开始了一次全新的内在体验过程。咨询师是一个可信任的、理解的、忠实的倾听者，来访者感到被信赖、被接纳、被理解，这种体验是以往生活里可能缺失或让来访者痛苦的家庭关系的部分。在一个受保护的场地或理想环境的影响下，来访者不断地与咨询师发生互动。

在这个系统中，来访者能够调动自身的资源，有力量探索未知的自己、自己的潜意识，因为只有意识到了真正的自己，才能真正有所改变。来访者所有的症状都是有心理意义的。通过对自我的分析、觉察，来访者分析自己的潜意识和未知的自己，对潜意识有所了解，深刻地认识自己，改变自己的行为，从而真正把握自己的命运，找到真正适合自己的快乐、愉悦的人生。咨询师是安全的、能给来访者正确指引的人。在来访者早年的以及目前的生活里，某些时刻可能觉得自己一直缺少一样东西。比如，父亲般权威而坚定的支持，在困难时给予力量，在迷惑时给予指点，在错误时给予坚决的纠正。来访者没有与这样的人相处的经验，也缺少这样的情感。

比如一个来访者的自白："我知道人生没有止境，不管知识、财富，还是幸福、快乐都是如此。有时觉得，人与人之间的关系真的很脆弱。包括你，我承认，我对你的信任现在已经超过我最好的朋友。因为这么长时间的关系，我知道你是可以信赖的，你不会伤害我，也不会纵容我，会最有效地帮助我，我知道你是在的。这就足够了。在你这里，还是最安全的。我也会慢慢地学会褪去掩饰，也学会面对真正的自己。"

经过咨询师的解析，来访者对自我概念和自我的行为有了新的认知领悟，产生不同于以往的积极的变化，影响来访者的真实自我和理想自我，引发来访者从新的视角思考自身所面临的心理问题、对咨询更深的理解、对关系的接纳以及更深层次的观察，逐渐增加自我的力量。

2. 咨询师系统。

咨询师系统的动力随着来访者系统动力的改变而变化。咨询师通过倾听、尊重、积极关注等，重新架构来访者的生命成长故事，启发来访者重新审视和觉察自身的情感，通过对来访者进行评估和诊断，形成个案概念化，并展开修通工作。在来访者发生变化的时候，关注"此时此地"的咨询师也会产生深刻的内心体验。咨询师通过鉴别诊断，选择合适的来访者，建立假设，进一步证实或证伪，选择合适的时机和适宜的解决策略，解决问题。如果假设证伪，则需要再假设，再证实或证伪。

来访者也会对咨询师系统有明显的觉察和分析。"不愿意离开你，主要是怕自己走错路，希望自己能走更少的弯路，想在成长的路上，有一个指点自己，精神上扶持自己的人。另外，也不想在自己还没有完成内心的成长、完善的时候，糊里糊涂地再次发生同样主题的故事。与你的联系，是安全的、有益的，而且你也会帮助我、处理我的依赖和移情。除了心理医生，没有其他人能做到这一点。"可以看到，在这个系统中，来访者这会时时刻刻观察咨询师，体验咨询师带给自己的深刻变化。

3.咨访关系动力系统。

来访者的很多问题、症状来自关系。这些问题症状也会反映在咨访关系上，映射出来访者内心的体验和冲突的部分。来访者与咨询师通过关系讨论，深刻觉察和领悟与咨询师之间的关系的变化，能够给来访者以极大的帮助，带给来访者不同于以往的关系体验。

治疗联盟是疗效的基础。一般来说，在咨询初期，咨询师一般从建立良好咨询关系开始，但是由于来访者自身的问题症状，关系建立之初，关系的裂痕就存在了。在对关系的讨论方面，一个来访者深刻地表达了他的体验。"我害怕你结束这个关系。我不希望这样。因为我需要你作为一个心理医生的角色出现在我的生活中，让我在生活中有所警醒，会更好地处理各种关系，并在伤痛时有效地帮助我。我更需要你以一个陪伴者的身份来观察我，帮助我完善我的人格，让我更加完整。真的，我真的非常需要。你说得非常对，我需要把自己紧紧地抓住。我需要在一个人面前，表现我真实的自己，而不被拒绝，我需要自由的呼吸，我需要借助于你的力量成长。我的不安全感，不自信，不能自我接纳……你是完整的、完全健康的人。所以，我不想顾虑很多，我要取下面具，告诉你我的所思、所想。这也是我真实面对自己的过程。我不再害怕什么，我有面对自己的勇敢。如果一个人，对信任的心理医生都还要犹豫、掩饰，那他，又有什么勇气面对真实的自己？我不需要给你留下什么更美好的印象，我只需要你的帮助。我的成长就是你最大的成绩。"关系动力系统存在两种关系反馈的路径和选择。一是正向反馈，是指咨询师和来访者能够对双方关系的变化积极地反映给对方，面对问题，采取积极主动的态度，使系统保持弹性和稳定性，促进咨访关系的良性互动。二是负向反馈，咨询师和来访者采取逃避、放弃的态度，对咨访关系的变化缺乏动感的反应，致使非良性互动一直破坏性地进行下去。通过互动反馈，来访者在慢慢地建立自己的边界，也在重新区分身边的关系，重新建立交往的规则，更尊重自己内心的感受，也更注意保护自己不受伤害，并不断走向成熟和完善。

控制即是问题所在，接纳是解决之道。对于来访者而言，控制无处不在，并不断进行控制与反控制，甚至进入一个无效的系统，不断循环往复。"此时此地"的关系是"那时那地"关系的反应。

对于咨询师来说，要时刻保持敏锐的觉察。比如，咨询的过程是自发的、流动的，关系是动态的。咨询总会进入无法预期的新领域。技术只有在产生于咨询师和来访者每时每刻都有所不同的互动中时才最为有效。此时此地是咨询师和来访者最好的伙伴，也是咨询疗效起作用的最主要的治疗力量，它提供了一个更好的工作方式。来访者的关系问题会充分而真切地表现在咨询中的此时此地。

二、对陪伴关系的觉察

陪伴，即随同作伴。这是一个伴随人一生的现象，从呱呱坠地起，人作为个体就需求着陪伴。

陪伴意味着双方关系的建立，因而陪伴实际也因对象的不同而有很大的区别。人随着成长，对陪伴的需求也会发生变化，从对父母陪伴的需求，逐渐到对朋友，或者更亲密关系的需求。同时，陪伴也并非只是单纯的躯体距离的相近，更多的是一种心理层面的陪伴，是一种心理上的理解与认同。

如果缺失一种陪伴，就会使人在其他方面索取陪伴来作为代替，可代替并不能完全弥补缺失的陪伴，这种缺失与代替的时间越久，就越容易引发心理问题。这种缺失既可能是因为这个定位的角色的缺失，也可能是因为这个定位的角色并没有做到好的陪伴，甚至是令人难过的陪伴。即使是亲朋好友多的人，内心也仍可能孤独，亲友少的人内心可能温暖如春。我的一位朋友的父亲控制欲极强，禁止她的娱乐活动，没收她的手机，在他自己保管手机有误致使丢失之后又去责怪我的朋友。另一位朋友的父母会在亲戚面前甚至公共场合责骂她。在我和她的某次交谈中她提起此事，甚至说了"我就是贱"的贬低自己的话。几个人聊到最后，总是结束于长大了就会好了，经济独立离开家以后就会好了，现在只有忍耐，话语中无不是对原生家庭的逃离意向。若问他人，她们的父母陪伴了她们，除了家庭的温暖还可能会带来某种压迫，也一样对心理有危害。

情感深刻而沉稳，陪伴也并非朝夕可得。换一个视角，心理咨询师的陪伴实际上就是对来访者缺失部分的陪伴的替代。心理咨询师必然要做到的是快速地建立起一种新的陪伴关系。这个快速并非是指时间上的快速，如何实际陪伴到来访者的心理是需要根据来访者的心理状态来进行判断的。陪伴可以让来访者感到自己的问题可以被他人理解并认同，给来访者一种无条件的心理支持，在这种情况下，来访者才能逐渐卸下自己的防线，向咨询师吐露内心深处的想法，表露出真正的情绪，才能开始探索自己的内心，了解到自己潜意识中真正的需求。高予清在《心理咨询最大的意义是陪伴》中说："好的关系就是好的陪伴。"而心理咨询师就需要给予来访者好的陪伴。

心理咨询师能够接纳来访者的孤独，允许并理解来访者需要发泄的情绪，让来访者得到有效的正性的陪伴。心理咨询师并非要刻意让来访者意识到自己被陪伴，要做的是倾听与共情，先让来访者自己进行发泄，在观察后再帮助来访者剖析问题，分析现状，从而给出可以解决问题的方向，供来访者自己做出选择和判断。

除了心理咨询师，每个人都可以做到对他人的陪伴。一如之前所说，并不需要刻意让对方知道自己在被陪伴，因为这样可能会适得其反。要让对方产生"我不需要陪伴"的心理，做法要缓和，只需轻声说"我在你身边"，或者静静地倾听对方的悲伤与难处。有些人可能只是需要向谁倾诉，只需静听即可；有些人可能需要理解，只需承认他（她）的观点是可以客观存在不被否定的。

人的情感带有温度，陪伴也是传递温度的一种方式。如同人类会因寒冷而死亡，寂寞也会杀死人的心灵。温暖的环境使人舒适，恰到好处的陪伴能够让人的心灵感到安宁和放松，过热的温度会灼伤肢体，过度的感情表达会使人退缩甚至受伤。因而心理咨询师需要掌控这种温度，不让来访者感到寒冷，也不能灼伤对方或是自己的心。

陪伴是不可或缺的，一如人们渴求灵魂伴侣的人们，所想要的不过是互相理解与支持，而不是讲道理甚至指责为何不反省自身。唯有好的陪伴，才能够让人的心理健康成长，不受阴霾所困。

三、对心理咨询师职业界限的觉察

心理咨询是一项有温度的助人关系。心理咨询师有两条旅程：向外去往需要专业技能来处理的世界；向内进入自己心灵的迷宫。自我觉察是专业督导的重要内容。自我觉察是指一个人对自身的存在以及对世界是什么有所意识，并实际地感受和体验到自己当下的存在。心理咨询师要求和鼓励来访者停留在他们的感受上，充分体验他们的情绪，并从中得到学习。自我觉察是指向当前，在此时此地。自我觉察也是咨询伦理的需要。

当别人知道我是从事心理学工作时，问的第一句话时通常是："你知不知道我现在在想什么？"今天，在这里不对这个问题的答案进行分析，而单独分析一下问出这个问题的动机，我认为问出这个问题的人对心理咨询师的定位存在很大的偏差，好像在他们眼中心理咨询师是一种高高在上，一种比肩神明似的存在，其实并不是这样。在现实中，心理咨询师也是一般人，一个实实在在有温情的人，有"温度"的人。

心理咨询师的有温度表现在咨询过程中的方方面面，对来访者的尊重、热情对待、积极关注和真诚表达都在散发着温情。而且面对不同的来访者，难免会产生三观的冲突，但作为心理咨询师，要进行共情，不能把自己的三观或者想法强加给对方。不去评论他们的所做的事情，要站在他们的角度来理解他们所面临的痛苦或困难，积极地和对方建立治疗联盟，和来访者一起制定治疗方案，在两者的相处的时间里让来访者尽量感到自

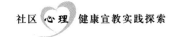

己有被尊重，有被认真地对待。这就是我理解的有温度。

但有温度并不代表过分的关怀，咨询师的中立原则是不能丢掉的。有温度是心理咨询的专业素养，咨询师要有同理心，保持热忱但不可陷入，保持中立但不可冷漠，有温度也要有专业度，热情真诚对待每一位来访者，但是要保持价值中立，一味迎合来访者或者过度热情，不但不会有利于心理咨询，而且还会适得其反。

真正决定心理咨询进程的，不是理论，也不是技巧和方法，而是咨询师本身的人格。只有一个健康、稳定的人格，才能让心理咨询具有温度。心理咨询师人格所散发的温度，决定和限制着心理咨询取得疗效的程度。

当温度对咨询师来说必不可少时，保持温度就显得尤为重要。因为共情是心理咨询师执业的必备技能。但当咨询师遇见了越来越多的来访者，看遍了各种各样的主诉，就可能出现共情疲劳。（又叫同情疲劳，是助人类职业，如所在的心理咨询行业所特有的心理健康问题，是助人者在间接接触创伤性事件并向他人共情的前提下产生的共情压力，因而降低了自己对他人共情的兴趣与能力。）而当因为反移情出现了共情疲劳的症状，咨询师的"温度"就不可避免地降低，给来访者的感觉肯定会变得冷漠，因此必须采取一定的措施预防共情疲劳。

第一，需要控制好工作量。预防共情疲劳，首先要控制工作时间，生活中及时放松和调整自己。在生活和工作中，建议根据自己的接受程度，合理安排自己的工作量，适当安排自己的休闲生活来调控节奏。当然，每个人选择放松的方式也可能会不一样，但不论你选择什么方式，让自己放空，从身心疲惫的状态中恢复过来是非常重要的。其次，要调整好自己心身状态，保持良好的自我觉察，"进得去，出得来"。

第二，需要有一定的边界。咨询是一件很耗精力的过程，每个人的精力有限，那么与来访者有明确的边界可以作为一种有效的限制，避免内心的耗竭。这种边界不仅仅是伦理的边界，也包括咨询师的个人投入，即控制自己在咨询时间外对来访者的共情、关注、思考等。准确来讲，冷漠的人不会共情，或者说缺乏共情能力。温情就像冬天里的一把火，可以让来访者沉寂的心感受到生命的春天。像阳光的种子，无论种到哪里，都会收获一份灿烂。而冷漠犹如寒冷的冰山，能冻结咨询师心中的情感。如同无形的长剑，即使没有闪闪的寒光，也足以让双方胆寒。因此，保持心中温度，杜绝冷漠来袭，是心理咨询师自我成长路上必不可少的一课。

自我觉察是一个连续谱，从自身到外部世界的觉察是一个连续的过程。咨询师聚焦于自我觉察就意味着对当前的情景保持全身心的投入，提高治疗效果，使来访者在生活中有更多、更广泛的体验。

总之，咨询师用来访者的那时那地解释来访者的此时此地就是心理咨询。由当前的觉察理解来访者的过去，用以解释来访者的现在。由当前的自我觉察到的移情和反移情理解来访者和自己，进而巩固咨询工作，推动咨询进展。

第二节　心理热线服务中咨询关系的边界与觉察

心理学是一个有温度的专业。每一位社会心理服务工作者不缺温度，想要奉献自己的力量，这需要用心理学的专业素养来帮助，但不要用过度迫切的热情扭曲了助人的动机，要有温度，也要有专业。如何体现？如何帮助有困难的来访者？时刻要记得专业伦理。面对公共卫生危机事件，热线员要不停地阅读和了解求助人员，如医护人员、有感染或有感染风险的家属，或者其他人。所以，咨询师需要努力提升专业服务的效能。在接听热线电话要注意：有限目标、共情、陪伴、资源取向。心理热线在时间设置上为30分钟一次，基本属于一次性咨询，要在很短的时间内确定咨询目标，不能像平时线下的面询，一步步多阶段地开展辅导工作。心理专业人员的陪伴与普通人的陪伴不同，来电者通过与咨询师的互动，更能够获得正向的积极力量。咨询师要强调发现当事人自身的资源，帮助他们发现自己的资源。

一、单元热线服务的设置——给予与索取

热线咨询的时间设置为每次30分钟，24小时轮值，很难再次接受同一咨询师的后续服务。在场所设置上采取线上服务，针对特定群体，具有即时性。很难与线下咨询完全一致，无论从咨询的开始阶段、中间阶段还是结束阶段，很难与线下咨询一样做到长程，这对咨询服务是一个很大的挑战。

热线咨询师以求助者的福祉为出发点，也常突破设置的常见情况。比如：为什么我每次都会超过30分钟，甚至达到一个小时？最后一分钟进来的热线，不接的话，会有歉疚感吗？求助者采用小程序咨询时，咨询师迫切希望其发起语音咨询；咨询师因网络原因断线时出现的慌乱和内疚；热线结束后持续几天甚至几周的担忧；对自己采用的干预技术产生怀疑；非平台服务对象，你会拒绝他吗？

这就要求咨询师在专业界限和个人能力范围之内，以负责任的态度进行工作。比较有效的进程是：

（1）倾听，形成个案概念化。陪伴是一份特殊的礼物。咨询师要对求助者的主题进行甄别，进行理解、准确的判断和及时的干预。

（2）共情。从求助者的内心框架出发，设身处地地理解。

（3）资源取向，焦点处理。求助者做了什么？拥有哪些资源和能力？有哪些需要关注的正性焦点？

（4）评估、结束与分离。在有限的时间设置上，咨询师需要保持有界限的时间观念，避免时间过长而突破时间设置。

同时，咨询师要清楚地明白，咨询师是咨询关系中的重要主角，一方面自己的专业知识与技能会影响咨询效果；另一方面，咨询师个人对咨询

或助人的看法会改变咨询关系。在任何关系中，介入者双方其实是在彼此交换着某些东西，不管是明显的还是隐性的。大部分咨询师用其专业知识和技能获得来访者对其的价值认同。咨询师的心理需求会在助人关系中以非常特别的方式加以表现，如对于来访者某一方面的问题更感兴趣，而忽略其其他问题的存在。

二、工作边界与冲突

咨询师和求助者的专业工作和私人生活要分开。保持好心理边界，这是咨询师专业性和职业性的体现。心理咨询师应尊重来访者，按照本专业的道德规范与来访者建立良好的治疗关系。在专业界限和个人能力范围之内，以负责任的态度进行工作。在线下咨询时，心理咨询师要遵循伦理守则，清楚地认识自己在咨访关系中的职业角色对来访者构成的潜在影响，不得利用来访者对自己的信任或依赖谋取私利；不允许心理咨询师以收受实物、获得劳务服务或其他方式作为其专业服务的回报，因为它们有引起冲突、剥削、破坏专业关系的潜在危险。心理咨询师要清楚地了解双重关系对专业判断力的不利影响及其伤害寻求专业服务的潜在危险性，避免与来访者发生双重关系。签署正式的知情同意书、寻求专业督导等，以确保双重关系不会损害自己的判断并不会对来访者造成危害。心理咨询师不得与当前来访者发生任何形式的性和亲密关系，也不得给有过性和亲密关系的人做心理咨询。当心理咨询师认为自己不适合对某个来访者进行工作时，应对来访者明确说明，并且应本着对来访者负责的态度，将其介绍给另一位合适的专业人员。心理咨询师应尊重其他专业人员，与相关专业人员建立一种积极合作的工作关系，以提高对来访者的咨询服务水平。

相对于线下的面询，心理热线具有权力的不平衡性、关系的持续时间短、终止关系的清晰度明确等特征。无论从责任、权力还是咨询关系的发展来看，咨询师必须清楚求助者期望从咨询和咨询师那里得到什么，不能期望从咨询和咨询师那里得到什么。咨询是双方在动机、能力、价值态度、性格特质、行为状态等多方面的一次碰撞。针对一个个案而言，并不一定每一次咨询都是成功的；对于一个咨询师来说，每一个个案不一定都是成功的。

在心理干预时，心理咨询师要以群防群控的工作模式，以管理的视角，以合作和联动的态度，配合政府、医疗等部门的工作，不添乱，力所能及地开展工作，安抚引导情绪崩溃和情绪紊乱的来访者，同时做好自我防护，避免援助中的伤害。

表3.1　心理危机干预者的核心行动

1	接触与投入	以非侵入性、富有同情心、乐于助人的态度主动接触
2	安全与舒适	旨在提高此时此刻和持续的安全感，保持身体和情感舒适
3	稳定情绪	安抚引导情绪崩溃和情绪紊乱的个体（着陆技术）
4	收集信息	留意处于危险中的人群，丧失、伤者、物质滥用者
5	实际帮助	提供直接与其即时需求和忧虑有关的实际帮助
6	联系社会支持系统	帮助个体与救援人员和其他资源建立短期以及持续的联系，包括社区援助资源、亲人、朋友
7	应对信息	提供用于应急反应、促进适应功能的信息
8	联系协助性服务机构	帮助他们与目前或者以后需要的可利用的相关服务机构建立联系

采用稳定化技术，建立在疫情下的相对安全感。鼓励积极有效的应对，正确认识当下的疫情危机，思考或者叙述发生了什么，听到了什么，看到了什么，体验到了什么，自己做了哪些有效的行为。用正常化的方法来理解面对疫情这一突发公共卫生事件时"正常人群对于非正常事件的正常反应"，以减轻焦虑和恐惧。稳定化包括躯体的稳定化、心理的稳定化、社会性方面的稳定化等。

常用的稳定化技术是内在安全岛。这种技术适用于现场心理咨询，也可以适用于心理热线。内在安全岛是指，你可以寻找一个使自己感到绝对舒适和惬意的地方，它可以是在地球上的某个地方，也可以是在一个陌生的星球上，或者任何其他可能的地方。这个地方受到良好的保护，并且是一个有边界的地方。咨询师通过视觉、听觉、温度、嗅觉等方面，引导个体体验在这样一个安全的地方。你看见了什么？你听见了什么？你闻见了什么？你的皮肤感觉到了什么？你的肌肉有什么感觉？呼吸怎么样？腹部感觉怎么样？如果你在你的小岛上感觉到绝对安全，就请你用自己的躯体设计一个特殊的姿势或动作，用这个姿势或者动作，你可以随时回到这个安全岛来。以后，只要你一摆出这个姿势或者一做这个动作，它就能帮你迅速地回到你的这个地方来，并且感觉到舒适。安全岛技术可以帮助个体体验安全和舒适的感觉，建立相对的安全感。

三、咨询师的内在体验

心理咨询师应在自己专业能力范围内，根据自己所接受的教育、培训和督导的经历和工作经验，为不同人群提供适宜而有效的专业服务；在专业工作领域内，保持对当前学科和专业信息的了解，保持对所用技能的掌握和对新知识的开放态度；保持对于自身职业能力的关注，关注自我保健，当意识到个人的心理问题可能会对自身或者来访者造成伤害时，应寻求督导或其他专业人员的帮助，必要时应限制、中断或终止专业服务。

在咨询方向上，咨询师须持保持性态度，联结生活经验，关注资源取向，并且强调来访者已付出的努力。容易出现以下现象：

现象1　咨询师对来访者报以极大的关注与同情，并没有与来访者很好地共情，而是将情感建构在自我的参考框架内。

现象2　一旦来访者沉默，或者是感觉配合度没有之前好，咨询师就认为自己的这次咨询出了问题。

咨询师需要具有的工作理念：

1.咨询师是在困境之中跟求助者站在一起的人。

2. 咨询师对情绪困扰、危机情境没有天然的免疫力。

3. 被负面信息、危机情境唤醒，自我体验强烈。

4. 在专业胜任力范围内提供服务，及时转介。

5. 避免承担无需应负的责任。

6. 危机协助人的陪伴。

7. 寻求督导成为必要。

四、咨询师的自我觉察

过分强烈的移情，无论是正性的，还是负性的，均会使咨询师的心灵承担过多的负荷，咨询师工作的深入将会受到影响。在咨询过程中，咨询师通过觉察自己微妙的情感反应来发现求助者的主要内心冲突。往往有这样一种情况：由求助者激发的咨询师的反应越强烈、越尴尬，就越能反映出求助者所隐藏的关键性的内心冲突。

由于每个咨询师都有自己的生活经历及被压抑在潜意识里的内容，在求助者重现生活故事过程中，这些潜意识内容被激活，并与求助者的情感产生共鸣或分裂，进而就会影响咨询过程。

咨询师需要发展自己的内在心理容器。咨询师和求助者一样，也在成长过程中。咨询师需要觉察的内容包括职业伦理与边界，未解决的成长领域，建立拥有感，对选择负责任，有温度的态度，以及聚焦于当下真实的体验和感受。

咨询师的存在，就是力量。督导是一个容纳和增能的过程，能够识别和适当地处理自己的卷入，允许表达自己的情绪。关注咨询师内在的心理体验，并在督导中发展。咨询师要去扩大容器功能，容纳来访者，觉察和反思是如何对待自己的，如何进行自我保护；觉察在多大程度上宽容地对待自己，呵护自己非常脆弱、无助的部分，去抱持、去接纳、去理解。

一个咨询师与来访者在一块儿工作，可能会不自觉地、无意识地把对待自己的态度、价值观、理性思考的部分，带入到跟来访者的关系当中，以一种非常隐性的方式去影响咨询关系，就会影响对来访者的抱持与接纳。

心理热线中带着心灵"脚链"焦虑的女孩案例分析

灿烂的夏日，阳光犹如多彩的翅羽。在午后静谧的时光里，以开放的心灵，一台电脑，一条热线，你笑，你哭，我陪着你；你说，你叹，我伴着你。你从冬天里的故事走来，用信任赶赴一场心灵的约会，我是一盏守护在你归程上的灯塔，在这里燃起每一缕明亮的暖。心理援助春风化雨，心随陪伴沉淀，爱随电波延展。心理志愿者是与心魔作斗争，在疫情后方，构筑心灵防火墙，帮助更多受疫情影响的普通人应对突发事件和挫折，恢复心理健康。

羽是一位大二的学生，20岁。她的声音很柔。我能模糊地猜测出电话那端她的样子。因为疫情，她已经在家半年了。最近与妈妈的相处出现了一些问题，她感到很压抑，一点也不快乐，对学习和工作感到排斥，感觉自己跟别人不一样，不像其他人那样能够有自由自在的快乐。妈妈是一个全职太太，从小到大，妈妈一直陪着自己，但是羽感受不到她的认可。在羽的印象中，妈妈不爱笑，感觉她也没办法排解自己的情绪。羽说，一直以来，"我会静静地陪着她，倾听她的故事"。爸爸常年在外工作，自己似乎代替了爸爸的角色，一直没有注意到不应过度关注妈妈的情绪，而应做一个倾听者。

对于童年，羽说，自己一直在做让家长放心、开心的事情，压抑着自己的很多需求。自己也想做一些力所能及的事情，如干点家务，但是，妈妈总是说不需要做任何事情，只需要学习就可以。为了迎合妈妈的要求，羽把关注点都放在了学习上，青春期时候也没有多少叛逆和反抗。现在大二了，一直在家，不知道为什么总是不开心，困在这里走不出来。她很长时间内心里感到与妈妈的关系很疏远，甚至开始逃避。羽也尝试与妈妈沟通过几次，但没有办法说出自己的诉求，表达自己的反抗，只是告诉她自己的十几年来没有快乐的感受和最近做心理咨询的状况，但妈妈总是不以为然，没有什么反应。羽感到自己这么多年来似乎生活在错误的信念之中，为母亲而学习生活，也许是一个难以理解的执念，无法获得积极的能量。母亲从来不会批评自己，也不会夸奖自己，没有任何情绪表达。而自己试图以自己理解的方式去帮助妈妈，强迫她去做，却犹如往深潭里扔下一块小石头，没有出现一点预期的涟漪。谈及在校期间的人际关系，羽说自己更多的是顺从。她觉得整个人非常凌乱，在一个错误的假想里，有一种执念，给妈妈找工作，但是她不去。心里面很多自己的想法却没办法说出来。不知道如何做，如何去改变，找不到一个突破口。

第一步，倾听羽的故事，形成临床心理假设。

一个女孩，从小特别懂事，一直在听父母的话，特别理解母亲的感受。她的一举一动，一言一行，都在围着妈妈转，包括在青春期的时候，也几乎没有什么反抗，内心里所做的一切都以妈妈的需要，或者妈妈的情感为主，无形之中丧失了自己生活中很重要的一部分内容，很重要的欲望，所以不快乐。她在学业方面做得非常不错，学习是很重要的事情，正如妈妈所期待的那样，除此以外，没有其他自己感到有价值的事情。在妈妈的过度保护之下，她丧失了很多宝贵的东西，丧失了很多的快乐，如自主性。由此感到压抑和焦虑。自己所做的很多努力，妈妈没有感受到，为此很挫败。羽表示认同。在生活里一直很在意母亲的感受，所做的一切都希望从母亲这里获得肯定和认可，在讨好母亲。

临床假设1：羽内心的焦虑和冲突来自潜意识压抑的本我欲望与意识中的严厉的超我之间的冲突，自我没有力量来平衡。

临床假设2：从精神动力学分析家庭结构，羽父亲常年不在家，导致家庭亚系统动力的变化，羽经常出现在父亲的位置上，代偿了部分父亲的功能。而羽的问题恰好是代与代呈现出来的问题，表现为母女界限不明，纠缠不清。事实上，母女关系可以亲密，但不可以无间。在代与代之间，父亲去哪儿了？另外，羽背负了很多超出自己女儿角色的责任，需要松绑。

临床假设3：在妈妈的体系里，没有做好分离个体化。妈妈的反馈系统总是给予否定，所以羽自主改变非常困难。需要做分离个体化的处理。

临床假设4：根据美国心理学家埃里克森的心理社会发展理论，羽正处于心理发展的第五阶段。羽承载了很多爸爸的功能，让妈妈的生命改变，操着妈妈的心，正如戴着"脚链"跳舞。

第二步，确定羽的咨询目标。

不同来访者的需求是不同的，但是，不管采用什么方式，咨询目标是必需的。要确定咨询目标，不仅要倾听来访者的诉求，而且要针对来访者的诉求展开讨论，调整期望，修正咨询目标。在本案例中，资源取向是非常重要的。既要关注症状的心理意义，也要挖掘羽的正向的资源。

第三步，咨询师的工作及修通。

1. 深入了解羽的成长史资料。通过了解成长史资料，丰富羽的成长故事，了解其成长故事的主题。羽通过讲述自己的故事来展现自己的内心世界，故事是咨询师了解来访者意象的一个途径。每一个人生命的故事本来是开放的，讲述的人也应该让自己的故事自然地流露，但是有的来访者的故事有时是开放的，有时是封闭的。通过对一系列故事的主题分析，可以从来访者的参考框架出发，走进来访者的内心世界。同时，随着故事主题的变化，咨询师也可体验到羽心理的转变和成长，及时调整咨询的策略，把握咨询的进程。

2. 分析羽心灵故事的性质。

（1）冲突性故事。羽的心理症状为冲突所致，如存在本我、自我、超我的系统间冲突。与之相应的病理学模型为：俄狄浦斯期的驱力愿望—压抑—退行—症状形成。其前提条件是所有相互之间存在冲突的系统是分化的；在自我表象和客体表象之间建立了相对稳定的区分；个体必须达到能够使用压抑作为主要防御机制的结构发展水平。

（2）缺陷性故事。羽爸爸心理失位，羽的心理症状来自个体心理结构发展的过程中，没有得到足够的自体客体经验，客体没有以与发展阶段适应的方式在情感层面上对儿童的发展需要做出反应，而导致心理结构上的缺损和匮乏。由于缺陷性问题的当事人没有发展成熟的自我，自我结构系统当中存在着某些严重缺失，他的表达当中会反映出这些特点。羽的故事叙述中充满了大量情绪化的，以无序方式表达的故事片段，对故事描述缺乏同一性的逻辑，故事主题随着情绪反应随意转换，想象、躯体感受与故事的情节混杂在一起。

（3）成长性故事。羽的成长是动态的过程。当羽已达到一定的领悟，原有的症结已经修通，在她的故事里不再是简单的梗概，而是多了生命的色彩，原有的模模糊糊的感觉变得清晰可辨，生活一下子鲜活起来，充满了活力。母亲不再是"脚链"，而是一个充满爱的，却用错误的方式过度保护和爱自己孩子的一个人。父亲也会从理想中走入羽的现实生活。

（4）转化性故事。激发羽的转化性故事。在缺失性故事、冲突性故事和成长性故事之间搭起一座桥梁，体现出咨询的动态趋势。在咨询初期羽的故事中，就有一些正向的、有积极意义的东西，如做一些家务、倾听母亲的心声、陪伴，只是来访者没有意识到，而这些正向的"残片"为转化提供了改变的素材。转化性故事在咨询的中期大量地涌现，羽开始建设性地重新构建自己的故事，原有的问题情境已经松动，问题的解决可能得以实现。

3. 解释羽与妈妈互动的家庭模式，引导领悟现在的人际交往模式与原生家庭的关系。

在羽所处的系统当中，家庭是最基本、最重要的一个系统。家庭中有一些隐藏着的、不易被人们意识或觉察到的、符合自然的动力法则影响家庭成员之间的关系，"爱的序位"决定着个体的命运。家庭系统排列透过朴素的"角色代表"及"情感循环互动"，帮助找出问题的根源与解决方法，并且以一种看得见、亲身体会得到的方式，揭示出隐藏在家庭系统中的动力，并因此找到"爱的序位"，重新调整生活，以更好的方式学习到一种更宽广成熟、深刻有力的生活方式。咨询师立足寻求突破，引出来访者观察问题的新视角，从小的改变出发，解决问题，关注新问题，寻求新的解决策略，建立新的行为模式，循环往复，直至来访者出现全新的动力。与老师、同学的关系问题恰恰是羽原生家庭一贯的行为模式。

4.引导羽发现自身内在的资源和自我力量。

打破羽的一贯的行为循环。在与咨询师的互动中，羽学会并体验一种全新的关系，将焦点放在正向的、积极的、建设性的解决问题的道路中来。咨询师鼓励羽在咨询的过程中自发察觉自我的存在，审视所述故事对自身生活的影响，使她改变对问题的看法，最终赋予其重述具有正向意义故事的力量。

从面对羽的那一刻起，咨询师就开始调动自己的每一根神经思考有关来访者的问题。咨询师通过听觉等观察羽的言谈举止、询问自己希望得到的信息、倾听她的故事，然后找出它们背后的联系，试图弄清问题的根源所在。无论何种取向的咨询师，咨询中基本都采取主动对问题进行探索的策略。比如，精神分析取向的咨询师尽力思考来访者行为的潜意识意义；认知取向的咨询师努力找寻来访者对事件的不合理信念。主动态度使得咨询师对咨询室中发生的事情洞若观火，能够在来访者提供的大量信息中去粗取精、去伪存真，最终明辨事实的真相。

然而，咨询师对问题进行的这种探索仍是建立在解构羽心理问题的基础上，也就是说，把羽的困扰化解为许许多多的小问题，然后逐一理解它们。咨询师从整体的角度看待这些问题，很好地从宏观的角度把握咨询的进程。

当然，羽要处理的是如何与母亲在心理上实现分离。这对一个仍期盼母亲怀抱的成年女子而言不是一件容易的事。她可能要放弃很多东西，克服很多障碍，还要适应很多东西。羽替代爸爸做了很多事情，也替妈妈思考了很多。虽然她希望与妈妈能够继续沟通，但从分离的角度，我不鼓励她继续与妈妈进行无效的沟通，陷入无效的心理循环体验。而是鼓励她独立起来，做好分离，开始自己的新生活。如果能够成功地做到，那羽就实现了自我的超越，可以在一个更广阔的天地中迎接自己未来的人生。

第四章　社区心理危机干预

第一节　我国社区心理危机干预的现状与发展趋势

一、社区心理危机干预的发展

1963年，美国总统肯尼迪签署了"关于设置社区心理卫生中心的文件"。此后，心理辅导和治疗机构迅速在美国发展。1965年，在美国召开斯万普斯科特会议，社区心理学作为临床心理学和社会心理学的交叉学科诞生。社区心理学专业分会属于美国心理学会的第27分会，现称美国社区研究与行动协会，有着专业刊物《美国社区心理学》（*American Journal of Community Psychology*，简称*AJCP*）和《社区心理学》（*Journal of Community Psychology*，简称*JCP*）（杨莉萍，珀金斯，2012）。社区心理学的诞生与发展，为社区心理危机干预提供了理论支持，增加了社区心理危机干预的可操作性。

社区心理学的发展与西方临床心理学者的实践有关。由于职业心理医生只对个人或小团体给予咨询评价和治疗，这种临床心理服务模式日益暴露出缺陷和问题。一些临床心理学家开展个体心理辅导的同时，逐渐把视野扩大到基层，开始关注同伴群体、邻居、社区风气和社会规范等方面，并认识到社区对心理问题的初级预防的重要作用。

目前，大多数发达国家都有比较完善的社区心理危机干预以及社区心理卫生服务体系或模式，而且具有较为规范的心理健康从业认证制度。1981年，澳大利亚成立了社区心理卫生组织。同年，世界卫生组织提出了"以社区为基地的康复"口号，并将康复定义为"在社区层面采取的利用和依靠社区的人力、物力和技术而进行的精神康复措施"；2006年，第一届国际性的社区心理学会在波多黎各召开；2008年，世界卫生联合会将"精神卫生成为全球重中之重：通过民众宣传和运动扩大服务"确定为世界精神卫生日的主题。

二、我国社区心理危机干预的现状及发展历程

我国社区心理危机干预起步较晚，究其根源，要追溯到1958年6月在南京召开的原卫生部主持的全国第一次精神病防治会议。会后全国进行了精神病普查工作，了解全国精神病的发病率、患病率，以做好开展防治精神病工作的准备。20世纪70年代，我国基本完成了城乡基本卫生组织建设，建立了精神病三级防治网，为社区心理卫生的建设与完善奠定了基础。1982年，我国香港地区的社区心理卫生服务开始医院与社区结合，为居民提供心理健康咨询与治疗服务。1986年，全国第二次精神卫生工作会议起草了《关于精神卫生工作的意见》，社区心理危机干预开始走进防治视野。1988年修订的《精神健康条例》强调加强治疗环节，来弥补心理疾患引起的社会功能缺失，明确了为其提供全方位的医疗干预、教育和训练、社区康复等服务。1991年，我国"八五"计划纲要中提出了对精神卫生的指导思想——着重提高人们对精神卫生重要性的认识，特别是社会、心理和行为因素在健康和疾病中重要作用的认识。加强对精神卫生工作的组织和领导，加强各有关部门的协作，争取全社会都来关心和支持精神卫生事业；逐步扩大精神卫生服务的覆盖面和服务内容，提高服务质量和效

果，研究和推广适合我国国情又确有成效的精神卫生技术，使更多的人通过精神卫生服务而受益。2001年，《上海市精神卫生条例》是我国第一个关于精神卫生及心理卫生的法律条文。

1994年新疆克拉玛依火灾，死亡325人，伤残132人。北大精神卫生研究所的专家对伤亡者家属、幸存者进行将近两个月的心理危机干预，这是我国最早的有据可查的正规心理危机干预，开启了我国心理危机干预的先河。此后，2003年非典时期，北京派出精神科医生为病员、伤亡家属等提供了心理危机干预。2008年的汶川大地震后，国家下发了《紧急心理危机干预指导原则》。汶川大地震中的心理危机干预，让大多数灾民对未来重新充满希望与憧憬，但与此同时也暴露出了一些问题。在灾后的心理干预总结工作大会中，许多专家呼吁要加强对心理卫生人员的协调组织及培训，以备应急时随时抽调。

2004年，新疆克拉玛依建立了西部地区的第一个政府主导的专业开展心理卫生工作的社区心理健康服务中心；同年，广西桂林市设立了我国第一个免费的社区心理服务站；9月，国务院同意原卫生部、教育部、公安部、民政部、司法部、财政部、中国残联联合提出《关于进一步加强精神卫生工作的指导意见》文件。文件明确提出了加强社区和农村精神卫生工作。各地区要充分发挥社区卫生服务体系在精神疾病患者治疗与康复中的作用，根据实际情况在社区建立精神康复机构，并纳入社会福利发展计划。要充分发挥各级残联的优势，与卫生部门共同推广社会化、综合性、开放式精神疾病治疗与康复模式，完善医疗转诊制度，帮助精神疾病患者早日康复。要加强基层卫生人员的培训，普及心理健康和精神疾病防治知识，提高农村卫生机构精神疾病急救水平。2006年，杭州市开展了我国第一个社区心理健康服务四级模式（社区、街道、区、市四级心理服务机构来提供心理咨询与治疗服务）。

2008年，原卫生部、宣传部等17个部门共同颁布了《全国精神卫生工作体系发展指导纲要》，该纲要指出，精神卫生工作关系到社会稳定和广大人民群众的身心健康，对保障政治繁荣、经济发展、社会和谐具有重要意义。2012年，《中华人民共和国精神卫生法》正式颁布，确定了精神卫生服务的法律规范。2016年，国家卫生计生委、中宣部、中央综治办、民政部等22个部门共同印发《关于加强心理健康服务的指导意见》（国卫疾控发〔2016〕77号）。2018年，国家卫生健康委、中央政法委、中宣部等10部委联合印发的《全国社会心理服务体系建设试点工作方案》指出，坚持预防为主、突出重点、问题导向、注重实效的原则，强化党委政府领导和部门协作，建立健全服务网络，加强重点人群心理健康服务，探索社会心理服务疏导和危机干预规范管理措施，为全国社会心理服务体系建设积累经验。到2021年底，试点地区逐步建立健全社会心理服务体系，将心理健康服务融入社会治理体系、精神文明建设，融入平安中国、健康中国建设。建立健全党政领导、部门协同、社会参与的工作机制，搭建社会心理服务平台，将心理健康服务纳入健康城市评价指标体系，作为健康细胞工程（健康社区、健康学校、健康企业、健康家庭）和基层平安建设的重要内容，基本形成自尊自信、理性平和、积极向上的社会心态，因矛盾突出、生活失意、心态失衡、行为失常等导致的极端案（事）件明显下降。在这样的大背景下，各地社区心理服务的体系逐渐建立起来。

2020年新冠肺炎疫情期间，国务院应对新型冠状病毒感染的肺炎疫情联防联控工作机制，于2月2日下发了《关于设立应对疫情心理援助热线的通知》，要求各地在原有心理援助热线的基础上，设立应对疫情心理援助热线。教育、民政、工会、共青团、妇联、残联等部门以及与心理健康相关的学会、协会等社会组织，被动员起来，开辟了心理战"疫"的第二战场。教育部华中师范大学心理援助平台是在教育部应对疫情工作领导小组办公室组织领导下，多部门协同组织，汇聚了全国以高校为主的心理专业力量，为应对疫情升级扩建的免费服务平台。平台咨询师从来自全国4000多位专业心理咨询师志愿者中遴选，一阶段有1000多名专业咨询师志愿者轮值，二阶段700多位咨询师志愿者轮值。自2020年3月3日起，平台实现

24小时面向公众开放，以满足一线医护工作者、患者及家属、公安与安保人员以及普通民众的心理求助需求。

2020年6月，《抗击新冠肺炎疫情的中国行动》白皮书发布，将心理危机干预纳入疫情防控，妥善处理疫情防控中思想和心理问题，加强思想引导和心理疏导，培育理性平和、积极健康的心态，及时预防化解涉疫矛盾纠纷。针对重点人群、重点场所、重点单位发布15项防控技术方案、6项心理疏导工作方案，并细化形成50项防控技术指南，进一步提高疫情防控的科学性、精准性。

三、社区心理危机干预的重要性意义

心理危机干预理论是由美国心理学家通过对灾难的研究而得出。1942年，美国波士顿椰子园夜总会发生火灾，导致492人死亡。心理学家林德曼对幸存者进行了分组比较研究，发现：经过危机干预的人比没有进行危机干预的人要较少出现适应不良及发生不良的心理社会事件，根据这个实验结果，从而提出了危机干预的理论。

在公共卫生事件中，亲身经历灾难的公众和幸存者都会产生不同程度的心理创伤，需要专业的心理危机干预服务。科学或专业性的危机干预服务出现不足200年。国内的心理危机干预工作起步较晚。北京大学精神卫生研究所是国内最早从事灾难研究的精神卫生机构之一，在1988年云南澜沧地震时即对灾区人群进行了现场研究与心理干预。从2002年大连空难开始，我国对重大灾难后的心理危机干预走上了系统化轨道。在2003年SARS期间，心理危机干预事业进一步得到政府和相关部门的支持。在2004年浙江台州和2006年浙江温州台风过后的救灾工作中，心理危机干预工作人员进行了出色的工作，受到了广泛关注和好评。2008年，四川汶川大地震救灾过程中，心理危机干预起了非常巨大的作用，得到政府和相关部门的肯定和认可。

国内最早成立的危机干预机构是南京危机干预服务中心，在1991年

7月成立。此后，北京心理危机研究与干预中心在2002年成立，杭州心理危机研究与干预中心在2004年5月成立、深圳市心理危机干预中心、四川省心理干预中心和福建省精神卫生中心干预自杀门诊也都先后挂牌。国内的学术组织是中国心理卫生协会危机干预专业委员会，于1994年在常州成立，每两年举行一次学术会议。这些专业机构的成立，为自杀的研究和预防，处理突发事件，对重大灾害的相关人群的心理干预与恢复做出了重要贡献。

从心理危机干预的历史来看，危机干预经历了从主要由志愿者从事的民间运动发展到一门专业化的分支学科的过程。以后的危机干预将不仅仅限制在精神卫生领域，而会发展为人类服务的一个重要分支。不同的机构将会相互合作，危机干预服务将会延伸到全国各个地区，并向着系统的、合作的、积极的、预防的策略方向发展。

在社会发展中，在社会建设中开展有效的心理健康服务是社区建设的主要发展趋势之一。从产生心理危机的具体情境来看，灾难、丧失、自杀、家庭暴力等不断对个体的心理产生冲击，形成心理危机情境。2009年，原卫生部共收到全国（未含港澳台）31个省（自治区、直辖市）通过突发公共卫生事件报告管理信息系统报告的突发公共卫生事件2448起，报告病例238946例，死亡1004人；共报告重大事件11起，报告病例120945例，死亡657人；共报告较大事件203起，报告病例19677例，死亡267人；共报告一般事件2234起，报告病例98324例，死亡80人。灾难后有效的心理干预，可以帮助幸存者和遇难者家属积极应对，近期效果可以达到减轻痛苦，增强日常活动能力，尽快稳定身体、认知、行为和情绪反应；远期效果可以是在认识上把灾难作为生活的一部分，防止和减少精神疾病的发生。

四、社区危机干预工作者应具备的特征

心理危机干预对于其工作人员来说是一个巨大的挑战。与一般的心理

咨询相比，危机干预对参与人员的素养和专业技能要求更高。有胜任力的心理危机干预工作者不仅具备一般的基本素质，还具有以下特征。

（一）丰富的内在资源

危机干预工作者丰富的内在资源是职业成熟的重要表现，结合专业化的训练，危机干预工作者不仅在危机情境下，而且在他们的日常生活中，也能调动自身内在资源，保持内心的平衡和稳定。

在心理危机干预中，资源取向是很重要的。志愿者、支持人员和专业工作者本身就处在危机情境中，去帮助那些和自己一样有同类危机体验或经历的人，甚至将自己的经验和资源当作帮助他人的资源。比如，有些在心理热线工作的志愿者，本身可能有自己未解决的情结或心理创伤；一个童年时期曾经被虐待、没有安全感的人在助人时可能会失去心理边界，在提供帮助时，可能把自己的负性情绪包袱带进来，卷入内心冲突。所以，危机干预工作者要重视内在心理资源的建设，扩充内在心理容器的张力和弹性。

（二）精湛的专业技术

危机干预是给处于危机中的个体提供有效帮助和心理支持的一种技术，通过调动他们自身的潜能来重新建立或恢复到危机前的心理平衡状态，获得新的技能，从而预防将来心理危机的发生。这就对专业人员的从业技术提出了更高的要求。

危机干预人员的专业技术包括专注地倾听，准确地共情，快速地焦点关注，思维、情感和行为保持一致；心理内在稳定化和正性植入的技巧；基本的评估和转介；资源取向的能力。

（三）应变迅速

危机干预时间的紧迫性要求比较高，与一般心理咨询相比，一次性、单元化的干预比较常见。比如，在心理热线中，同一咨询师很难对同一个来电者开展后续的干预。此外，来访者问题多样化，需要给予更多的行动和指导，并给予安全的考量。在危机干预中，由于问题情境的急迫性，给予咨询师反应的时间相当有限，很少能对问题进行细致的、细嚼慢咽式的分析、解读与思考。危机干预工作者必须对危机中不断涌现、不断变化的问题做出迅速的反应和处理。不能进行共情、快速和准确评估、敏锐自我觉察的人会发现危机干预是一项非常复杂、头痛的工作，甚至产生对自身专业能力的质疑和内疚感。

（四）较高的心理健康水平和自我保护能力

1. 稳定的心态。

危机干预者经常需要面对那些完全或部分失去了环境或自我控制的求助者，可能会由于自身的热情，而产生助人情结，感到无所不能，甚至出现自恋和移情，出现自恋失败后的愤怒与攻击。此时，危机干预者要掌握自我调节方法，或临时终止服务，从而保持对自身状况的自我觉察，努力将情况保持在自己的控制之中，定向定心，保护自己的心理安全，从而提供一个正性的、积极的、有建设性的范式，为受创者恢复心理平衡稳定创造一个安全、稳定、理性、温暖的氛围。

2. 创造性和灵活性。

面对需要帮助的求助者，危机干预者同时要面对负性的、复杂的、多变的、看起来难以解决的问题，需要具有创造性和灵活多变的专业能力。比如，一个求助者可能因为某一具体事由求助，但其实她的问题是深层次的冲突问题，此时，需要及时调整干预者关注的焦点，引导求助者转向对自身心理困惑的深层思考。

3. 良好的自我保护能力。

危机干预者面对突发灾难，有的因为没有以往干预经验而出现慌乱；有的容易因环境混乱，反复暴露而产生应激反应感到无从下手，甚至产生挫败、抑郁、焦虑、愤怒等负面反应；工作大幅增量，而产生职业耗竭；或因缺乏督导，而产生内疚、痛苦、无能为力、回避等情绪。所以，危机干预者要增强自我保护意识，培养"限定救助能力"，必要时限定工作时间，轮休；明确自己的任务、职责；与他人合作（小分队）；主动寻求帮助与被督导。

4.其他特征。

专业心理干预者，因长期接触，受到了咨访关系的互动影响，也可能而出现类似病症的现象，即干预者本人的心理也受到创伤，出现厌食、易疲劳、体能下降、睡眠障碍（难以入睡、易惊醒）、做噩梦、易激惹或易发怒、容易受惊吓、注意力不集中；对自己所经历的一切感到麻木、恐惧、绝望，并伴有创伤反应与人际冲突。这可能改变危机干预者对整个世界的认知。

危机干预工作者在努力向坚韧、知足、勇气、乐观、现实、客观、冷静、自信和对人类战胜危机的信心这些特征靠近。自我体验和督导，加强成长训练，对于危机干预工作者自己和求助者来说都是极为重要的。

大多数危机干预工作者，需要巩固和完善自身的社会支持系统：保持良好依恋关系；接受稳定、定期的督导；保持稳定的治疗设置；运用小组分享获得同辈支持；安排好充分的休息和娱乐；定时定量的饮食，不管是不是有胃口；避免不必要的伤害；理解和处理治疗中的移情和反移情。

第二节　引起心理危机的原因

心理危机事件，不仅要知其然更要知其所以然，才能对症下药，药到病除。心理的创伤并不像简单的躯体疾病，用对药即可痊愈，但道理都是一样的，究其根源方可入手。引起心理危机的社会原因包括应激事件和危机事件。

一、应激事件

应激事件是指凡是能够引起个体心理高度紧张的事件。应激事件并不只是指遭遇悲伤的、痛苦的事，如失业、丧偶、高考落榜以及遭遇自然灾害；还包括一些令人兴奋、喜悦的好事，如升职、一夜暴富、一夜成名。这种事情我们应该不少听说过，有人买彩票中了百万大奖，因为高兴过度而猝死。有这么一个例子，一个人的儿子考上了博士。对于一个把所有热血与期望都寄托在唯一的儿子身上的普通人，这件事对他来说就是一件很大的应激事件。因为抑制不住内心的兴奋，他患上脑血栓。本来是一件全家欢喜的美事，却因这强大的心理冲击力把喜事变祸事。如果有范仲淹的气度"不以物喜，不以己悲"，何需如此？自然也就不需要进行心理危机干预。

应激一般要经历三个阶段，警觉期、抵抗期、衰竭期，长期处于应激状态就会产生生理和心理上的疾病，这时必须要进行心理危机干预，以减少不可预测的危险后果发生。

应激事件的分类有多种：

第一种：根据应激事件的严重程度和受影响面，包括严重的灾难，通常是指突发性的，对国家、社会、个人造成重大损失和毁灭的自然灾害或人为灾难等，如地震、火灾、洪水、泥石流、海啸等自然灾害，恐怖袭击、战争、核泄漏等人为的灾难；一般公共事件，影响力较小，如食物中毒；个体的应激事件，如丧偶、失业、家暴。

第二种：根据应激事件与当事人的关系，可分为直接应激事件和间接应激事件。前者是指个体亲身经历应激事件直接造成的心理创伤；后者是指个体并没有直接亲身经历应激事件，而是通过各种网络媒体、书刊报刊、流言蜚语间接受到刺激，而引起心灵的创伤，称之为次生或二生应激。例如，韩国的一部影片《素媛》，对于女性来说就是一部心灵被动受创的影片，即使只是观看，同样有较大的伤害性。

第三种：根据应激事件的社会意义，可以分为正性应激事件和负性应激事件。前者可举例为买彩票中大奖、结婚、升职等；后者可举例为丧偶、失业、性侵等。

第四种：根据应激事件发生的数量，分为单个事件，即生一场病；多个叠加的事件，如生病的同时遭受公司的裁员。

第五种：根据发生事件的特点，分为突发性的应激事件（如自然灾害）、慢性的应激事件（如患有某种严重的慢性疾病、脸上长东西造成的毁容）、特定时期的应激事件（如新婚时期、离婚时期、失业时期）。

二、危机事件

危机事件是指前兆不充分，具有明显的复杂性特征和潜在次生衍生危害，破坏性严重，采用常规应对方式难以应对处置的危机事件。不同的学者对危机事件做出了不同的理解，给出了不同的定义，但无论哪一个学者的定义，都告诉我们：这种事件的发生是潜在的、出乎意料的，并且会对当事人造成毁灭性的伤害，需要及时进行心理危机干预，把当事人的心理和生理的伤害降低到最低限度。不同的学者对危机事件的分类也不同，以下是分类：

第一种：分为天灾（如地震、干旱）和人祸（即社会危机事件，如战争）；

第二种：根据危机是否可测分为可预测性危机和不可预测性危机。

第三种：从管理的角度出发，分为政治性的危机事件、宏观经济性的危机事件、社会性的危机事件、生产性的危机事件以及自然性的危机事件。

危机事件的间接性危害影响要远远大于直接危害影响，所以政府要做好灾后工作，对灾区群众做好心理安抚以及物质精神的救济，以防止更大的灾难的发生，维持社会秩序，保证社会稳定。

三、危机事件影响的人群

WTO把危机事件影响人群分为六级：

第一级：直接卷入大规模在灾难的幸存者，除个人受创外，往往还有亲人和财产的丧失，需要及时的社会心理救援。

第二级：与一级受灾者有密切关系的个人和家庭联系，可能遭受严重的悲哀和内疚反应。

第三级：灾难现场从事救援或搜寻工作的人员，以及帮助重建或康复工作的人员和志愿者。

第四级：在后方向受灾者提供物资与援助的人员。

第五级：未在现场，但通过间接途径目击灾难场景时心理失控的个体，他们通常易感性高，可能原来具有不同程度的心理异常。

第六级：其他各种人群，主要是处境安全、在家中等候消息的、与第三级人员关系密切的亲朋或好友，如救援队人员的家人。

我国把危机事件的影响人群分为四级：

第一级：亲历灾难的幸存者，如幸存者及死难者的家属。

第二级：灾难现场的目击者，包括所有灾难发生时的救援队、当地旅游者等。

第三级：与第一级和第二级人群有关的人，即与其关系密切的家属及亲密的朋友等。

第四级：后方救援人员，灾难发生后在灾区开展救援工作的服务人员及志愿者。

无论是哪一级人员，他们或多或少都会承受痛苦、悲伤、绝望、无助、抑郁、焦虑、恐惧、悲观等消极情绪的入侵。在巨大的灾难面前，人如蝼蚁般渺小、无助，好在人并不是孤立无援的，社会不会袖手旁观。既然灾难危机已发生，就不能一味地怨天尤人，自己如若不能自救，就要寻求帮助，寻找相关专业人士进行心理危机干预。有些流传下来的古话现在看来可谓是真理，"身病易治，心病难医"。心灵的创伤会导致心理的扭曲，歪曲的信念，可能导致整个人生的毁灭。

对于这种情况该如何采取措施呢？首先，要减少这种压抑消极的气氛的感染人数，对于救援队和灾区服务人员及志愿者先进行筛选，选出心理韧性相对高的人员。然后，进行相应的心理及动作技能培训，减少他们的焦虑、恐惧情绪。在这些人员的后方再预备心理救援小组（当然这些心理救援小组的成员是不能够直面救援现场的，但是要了解有关信息），一旦前线的救援志愿者出现不良情绪，就对其进行心理危机干预。再者，对于那些与危机事故有关的亲朋家属，通过媒体抚慰或者直接慰问，减轻其心理上的负担。至于幸存者以及亲身经历危机事件的人员要利用各种心理疗法进行心理治疗，对他们进行定期的集中心理疏导。这就需要社会和社区做出努力。

找准原因，对症下药。做社区心理危机干预不能盲目地做，不仅要遍及每个社区，还要精准，让社区居民觉得这件事可靠、有用、值得投入时间和精力。

第三节　心理危机的症状与干预原则

第二节介绍了引起心理危机的应激事件以及危机事件即引起心理危机的原因，这一节介绍一下社区心理危机干预的相关事宜。

一、心理危机的分类

根据应用危机理论，可以将危机划分为三种类型：

（1）发展性危机，指在正常成长和发展过程中，急剧的变化或转变所导致的异常反应。例如，对于儿童来说，搬迁到一个完全陌生的环境可能产生心理和生理的不适感。

（2）境遇性危机，指当出现罕见或超常事件，且个人无法预测和控制时出现的危机。例如，被性侵、失业、丧失亲人，都可以导致境遇性危机，它具有随机性、突然性、震撼性和灾难性等特点。

（3）存在性危机，指伴随着重要的人生问题，如关于人生目的、责任、独立性、自由和承诺等出现的内部冲突和焦虑。

沈渔邨主编的《精神病学》，根据心理疾病的临床特征和病程长短，对心理危机进行了如下分类：

（1）急性应激障碍，或称为急性应激反应，或心因反应：指在受到急剧、严重的精神刺激后立即（一小时内）表现出强烈的精神运动性兴奋或精神运动性抑制，甚至木僵。

（2）急性应激性精神病：指受到强烈的精神刺激之后，以妄想、严重的情感障碍为主，症状内容与精神刺激因素明显相关。病程短暂，一般不超过一个月。

（3）延迟性心因反应，或称之为创伤后应激障碍：指在经历异乎寻常的灾难性心理创伤的一段潜伏期（几周到几个月）后，延迟出现和长期持续的精神障碍。表现为闯入性的反复重现的创伤性体验、噩梦、持续的警觉状态、惊跳反应增大、选择性遗忘等。

（4）适应性障碍：指因长期存在应激源或因生活环境改变，在个体人格缺陷的基础上，个体表现出焦虑心境、抑郁心境等情感障碍，或躯体性不适，或行为的退缩等适应不良行为，但一般不会出现精神病性症状。病程一般不超过六个月。

（5）持久性心因性反应：指由于应激源长期存在或长时间处于适应不良的环境中而诱发的精神障碍。主要表现为有一定现实色彩的妄想，或伤感、沮丧、好哭泣的情感障碍，或生活习惯改变的行为障碍等。症状至少持续三个月以上，有时可长达几年。

二、心理危机常见的症状

（1）感知觉障碍：经常出现错觉和幻觉，或对痛觉反应迟钝。

（2）情绪情感障碍：悲伤、失望、内疚、负罪感、失落、易激惹、愤怒、紧张焦虑、恐惧、情绪低落、烦躁、麻木、过分敏感、绝望、无助等情感上的失调。

（3）思维障碍：表现为思维迟钝、思维奔逸、不同程度的意识障碍、强迫性、重复性回忆、思维不连贯、思维破裂、记忆力衰退、遗忘、缺乏自信等。

（4）躯体症状：易疲倦、肌肉紧张或头、颈、背痛；手脚发抖、多汗、心悸、呼吸困难、胸闷；女性月经紊乱、子宫痉挛、肠胃不适、腹泻；失眠、做噩梦、饮食障碍等。

（5）行为障碍：以精神运动性障碍为主，动作杂乱无目的、情感爆发、木僵、缄默少语、呆若木鸡、逃避社交活动；暴饮暴食、强迫行为（反复洗手，反复检查门锁）、强迫思维（反复怪自己）增加；易怒、责怪他人等。

（6）认知障碍：注意狭窄、注意力不集中、注意增强、健忘、效率低下、缺乏自信等。

三、心理危机的特征

（1）通常有自限性，多于1～4周内消失。

（2）在危机期，个人会发出需要帮助的信号，并更愿意接受外部的帮助或干预。

（3）预后取决于个人的素质、适应能力和主动作用，以及他人的帮助或干预。

四、心理危机干预的原则

（1）迅速确定要干预的问题。

（2）必须有其家人或朋友参加危机干预。

（3）鼓励自信，不要让当事者产生依赖心。

（4）把心理危机作为心理问题处理，而不要作为疾病进行处理。

五、心理危机干预的目的

（1）防止过激行为，如自杀、自伤或攻击行为。

（2）促进交流与沟通，鼓励当事者充分表达自己的思想和情感，鼓励其自信心和正确的自我评价，提供适当建议，促使问题解决。

（3）提供适当医疗帮助，处理昏厥、情感休克或激惹状态。

多伦温德模型为社区心理危机干预提供了不同的时间节点参考，分为：① 初级预防时间节点，初级预防位于干预时间节点的最前端，在模型中位于多伦温德模型最左侧的序列，旨在通过排除或减少诱发生活压力事件的个体和环境因素来预防压力事件的产生，做到从源头上"阻断压力诱发精神疾病的进程"。除了对社区居民进行基本的性安全教育及性侵犯的预防工作之外，还要尽可能降低受害者身边的类似侵犯的人和情境因素的刺激。② 强化性干预（危机干预）的时间节点是针对影响个体压力适应进程的调节变量采取的干预手段，旨在增强个体应对危机的个体或情境因素，进而降低个体产生心理疾病的可能性。通过依据个体心理状态及躯体状况，进而来判断对性侵害者进行哪些必要的治疗。

该模型为中国当前社区心理卫生工作的开展提供了先进、有用的指导，让社区心理卫生相关机构的从业人员充分认识并重视心理问题的动态性、发展性，把握好不同的时间节点，有针对性地开展心理卫生预防和干预工作。由于传统的事后补救性干预收效并不理想，有时会导致严重的后遗症，所以在此理论的启发下，将社区心理卫生工作的重点放在"事先"

和"未病"，有的放矢。

明确了心理危机干预的分类、心理生理的症状、目的、原则、特征这些理论之后，下面就是实践了。实践对象就是这个社区的所有居民，在专业人士的指导下进行不同人群的各类心理疾病的心理危机干预。社区内可以开设心理咨询和心理危机干预门诊，配备相应的精神科医生以及心理咨询师，有专业技术、有设施、有场所、居民有寻求心理咨询师帮助的意识，这样的协调会很大程度上提高小区居民的满意度、幸福度，增强小区的稳定。

六、危机干预方法

1. 危机干预六步法。

危机干预可遵循下述六个步骤进行：（1）明确问题。从受害者角度确定心理危机问题，这一步特别需要使用倾听技术。（2）保证受害者安全。把受害者对自己和他人的生理和心理伤害降低到最小的可能性。（3）强调与受害者进行沟通与交流，积极、无条件地接纳受害者。（4）提出并验证应对危机的变通方式。大多数受害者会认为已经无路可走，危机干预人员要帮助受害者了解更多问题解决的方式和途径，充分利用环境资源，采用各种积极应对方式，使用建设性的思维方式，最终确定能现实处理其境遇的适当选择。（5）制订计划。在制订计划时，要充分考虑到受害者的自控能力和自主性，与受害者共同制订行动计划，以克服其情绪失衡状态。（6）获得承诺。回顾有关计划和行动方案，并从受害者那里得到诚实、直接的承诺，以便受害者能够坚持实施为其制定的危机干预方案。

2. 紧急事件晤谈法（CISD）。

紧急事件晤谈法首先由美国心理学家米切尔提出，最初是为维护应激事件救护工作者身心健康的干预措施，后被多次修改完善并推广使用，现已开始用来干预遭受各种创伤的个人，分为正式援助和非正式援助两种类型。

紧急事件晤谈法通常由合格的精神卫生专业人员指导，在事件后24至

48小时进行（不在第一个24小时内进行），治疗师必须对应激反应综合征有很好的理解，对灾难现场的所有人进行正式的CISD，6～8人坐成圆圈，把门关好。

非正式援助由受过训练的专业人员在现场进行急性应激干预，整个过程大概需要1小时。而正式援助型的干预则分为7个阶段进行，通常在伤害事件发生的24小时内进行，一般需要2～3小时。包括以下具体步骤：（1）导入期：介绍小组成员和干预过程，规则是不能记笔记，把纸笔放在椅子下。人人平等，不要评判别人与受害者，建立相互信任；（2）事实期：请参与者描述一些有关自己在紧急事件中所进行的活动的情况，询问参与者在处理紧急事件的过程中身处何处，所听、所见、所闻及所做；每人都要轮到，使整个事件重现眼前；（3）感受期：询问与感受（想法和相关的情绪、情感）有关的问题，鼓励受害者揭示出自己有关事件的最初和最痛苦的想法，让情绪表露出来；（4）症状期：询问参与者在紧急事件过程中体验了什么不同寻常的事情，挖掘受害者在危机事件中最痛苦的一部分经历，鼓励他们承认并表达各自情感；（5）辅导期：强调这是对紧急事件的正常反应，要求小组成员回顾各自在事件中的情感、行为、认知和躯体体验，以便对事件产生更深刻的认识；（6）再入期：主持人按顺序问每个人还想谈什么（现在的想法和感受），注意资源取向，小结，制订未来行动计划，告诉参与者更多资源信息，包括调动内部资源；（7）建议期：安排时间让自己忙碌起来，尽量保持正常的生活方式，不要觉得自己是异常的（不要过分忙碌）；少用或不用物质（酒、药）；寻求他人的帮助，帮助其他同事；尽量寻找快乐，看电影，旅游，出去吃饭等；不要有大的生活变动，如搬家；允许参与者有时感觉不佳。重点在积极向上的东西：在晤谈中当有人笑时，肯定他的行为，可表扬他、感谢他。但要把大家拉回主题。

CISD模式对于减轻各类灾难或公共卫生危机引起的内在创伤，保持个体内环境稳定，促进个体躯体、精神恢复平衡和稳定有重要意义。

第四节　心理危机干预常用的稳定性技术

一、着陆（Grounding）技术

练习指南：假设当下已经脱离险境，而处于已经相对安全的环境中。着陆技术可以在任何时间、任何场合、任何地点使用，不需要别的人知道。当你面对激发物、被激怒、分离体验、有用毒品的渴求或任何让你的情感痛苦评分超过6（0~10的评分）的时候，就应该使用着陆技术。

着陆可以让你和这些负性感受保持一种健康的距离。要保持睁着眼睛，环视房间，并打开灯，始终与当下保持链接。在着陆前后对情绪进行评分，以判断它是否发挥作用。在着陆前对你的情感水平进行评分（0~10，10表示极度痛苦），着陆后再次进行评分。看看评分有没有下降？不要谈论负性情绪或者书写负性情绪，你要和负性感觉分离，不要和它们有联系。保持中立，避免去判断"好"或者"坏"。例如，不要说"墙是蓝色的，我不喜欢蓝色，因为它会让我想起抑郁"，而只是简单地说"墙是蓝色的"，然后就继续下一步。关注当前，而不是过去或者将来。注意着陆技术与放松训练是不同的。着陆是更加主动、关注分散注意的策略，目的是帮助应对极度负性的感受，目前认为对于创伤后应激障碍，它比放松训练更加有效。

1. 精神性着陆。

运用你所有的感官详细描述周围的环境。例如："墙是白色的，有五把紫色的椅子；靠着墙有一个木制的书架……"描述物体、声音、质地、颜

色、气味、形状、数目和温度。

和自己做一个"分类"游戏：试着想一下"狗的种类""爵士音乐家""汽车型号"等。

做一个年龄进展游戏：如果你退行到一个小的年龄（如8岁），你可以慢慢地增加年龄，如我现在9岁，我现在10岁，我现在11岁，一直到你现在的年龄。

非常详细地记述你的日常活动。例如："首先我削掉土豆皮，把它切成四块，接下来把水煮开，然后用牛至、萝卜、大蒜和橄榄油做一份腌泡汁……"

想象：发挥想象——穿上溜冰鞋滑行，远离你的痛苦；想象在你和痛苦之间有一堵墙。

做一个安全性陈述："我的名字叫_____；我现在很安全；我身处当前，而不是过去；我目前在_____（地点），今天的日期是_____。"

阅读一些资料，然后逐字念给自己。

数数字数到10或者读英文字母。

2. 躯体性着陆。

用最大力气抓紧椅子。

触摸你周围不同的物体，注意质地、颜色、材料、重量、温度；比较一下你触摸的物体。

把脚跟紧紧地扎在地板上——双脚跟完全"着陆"！注意脚后跟的紧绷感，提醒自己和大地紧紧连接。

在口袋里带一个着陆用的物品——找一件你在被激发的时候可以触摸的小东西（小石头、一块布）。

上下跳动。

关注自己的身体：坐在椅子上的重量；在袜子中晃动你的脚趾；你的背靠在椅子上的感觉。你和周围的世界是保持着联系的。

伸展：尽可能地伸开你的手指、双臂、双腿；环绕晃动你的头。

慢走，关注每一步，走每一步的时候说出"左"和"右"。

关注呼吸，关注每次吸气和呼气。在每次吸气时都对自己重复说一个令自己愉快的词（喜欢的颜色或抚慰性的词，如"安全""舒适"）。

3. 抚慰性着陆。

说非常宽厚温和的话，好像正在和一个很小的孩子说话——例如，"你是一个好人，正在经历困难的时刻，你是能够挺过去的。"

想喜欢的东西：想想你喜欢的颜色、动物、季节、食物、电视节目。

想象你关心的人（如你的孩子），看看他们的照片。回忆鼓舞人心的歌、引言或诗歌，那些让你感觉好一些的句子。

回忆一个安全的地方：描述一个你感觉特别舒适的地方（可能是海滩、山上或者喜欢的房间）；关注那个地方的所有事物——声音、颜色、形状、物件、质地。

复述一句话："我能够应付这些""这种感觉会过去的"。

安全地犒劳一下自己，如洗个热水澡。想一件你期望下周发生的事——可能是和朋友一起去看电影或远足。

着陆技术会帮助我们将注意力从正在经历的事情中转移出来，并重新关注当前时刻发生的事情，通常使用五种感官——视觉、听觉、触觉、嗅觉和味觉，通过与外界环境建立现实的物理链接恢复稳定和安全感。以下是常见的几种方式。需要说明的是，着陆技术非常个人化，对一个人可能有用的方法可能会引起另一个人的焦虑或闪回，在确定哪种技术最适合自己之前，要进行一些试验。一些具体的做法如下。

1. 视觉。

盘点一下你周围的所有事物，如看到的所有颜色和样式。

数一数你周围的实实在在的物品有几件，分别是什么。

播放你喜欢的电影或电视节目。

完成填字游戏、单词搜索或其他难题。

读一本书或杂志。

2. 听觉。

唱一首小时候熟悉的儿歌。

打开收音机或播放你喜欢的歌曲。

大声说出你所看到、听到的或正在思考或正在做的事情。

放一些大自然的声音，如鸟鸣或海浪撞击海岸的声音。

3. 触觉。

握住一个冰块，使其融化在你的手中。

把手放在水流中，关注指尖、手掌和手背上的温度。

洗个冷水或热水澡。

拿起或触摸身边的物品，关注它的硬度、轻重、纹理。

用手感受沙发、地毯或家具的质地。

如果你有宠物，请拥抱并抚摸它。

4. 嗅觉。

强烈的薄荷味，具有舒缓情绪的作用。

香薰。

感受大自然中草地、大海的味道。

5. 味觉。

吃点喜欢的水果，充分品尝每一口。

感受柠檬或酸橙带来味觉上的跳动。

让一块巧克力在你的嘴中融化，注意它流连于舌尖的味道。

6. 其他。

写日记，记录你当下的感觉。

给你想要感谢的人写一封感谢信。

伸展手臂、脖子和腿，感受肌肉的力量。

在手腕上拉动橡皮筋，增加自己的现实感。

从五开始倒数，运用感官列出周围的事物。例如，列出你听到的五种声音，看到的四种事物，能摸到的三个物品，闻到的两种气味，最后品尝一种食物。

二、内在的安全岛

内在的安全岛是指，你可以自己寻找一个使自己感到绝对舒适和惬意的地方，它可以是地球上的某个地方，也可以在一个陌生的星球上，或者其他任何可能的地方。如果可能的话，它应该是想象的，并非现实世界里真实存在的某个地方。关键是，这个地方只有你一个人可以进入。当然，如果来访者因此而产生强烈的孤独感的话，也可以找一些有用的、友好的物件带着……这个地方应该是受到良好的保护，并且有一个边界的地方。它应该被设置为一个来访者绝对可以阻止未受邀请的外来物闯入的地方。真实的人，即使是好朋友，也不要被邀请到这里来，因为与他人的关系也包含有可能造成压力的成分。在内在的安全岛上不应该有任何压力存在，只有好的、保护性的、充满爱意的东西存在，等到来访者找到自己的安全岛往往需要一点时间。此外，治疗师可以在来访者寻找适当的画面时与其密切配合，提供帮助。还有一种可能性便是，来访者和治疗师之间以某种专业协作的方式进行讨论，如何共同构建一个理想的安全岛，在对练习进行解释、提供放松诱导之后，可以引导进入下面的练习。

内在的安全岛引导词

现在，请你在内心世界里找一找，有没有一个安全的地方，在这里，你能够感受到绝对的安全和舒适。它应该在你的想象世界里——也许它就在你的附近，也可能它离你很远，无论它在这个世界或者这个宇宙的什么地方……这个地方只有你一个人能够造访，你也可以随时离开，可以带上友善的、可爱的、为你提供帮助的东西……你可以给这个地方设置一个你所选择的界限，让你能够单独决定哪些有用的东西允许被带进来，真实的人不能被带到这里来……别着急，慢慢考虑，找一找这么一个神奇、安全、惬意的地方……或许你看见某个画面，或许你感觉到了什么，或许你首先只是在想着这么一个地方……让它出现，无论出现的是什么，就是它啦……如果在你寻找安全岛的过程中，出现了不舒服的画面或者感受，别太在意这些，而是告诉自己，现在你只是想发现好的、内在的画面——处理不舒服的感受可以等到下次再说。现在，你只是想找一个只有美好的、使你感到舒服的、有利于你康复的地方。你可以肯定，肯定有一个这样的地方，你只需要花一点时间、有一点耐心。有时候，要找一个这样的安全岛还有些困难，因为还缺少一些有用的东西。但你要知道，为找到和装备你的内心的安全岛，你可以动用一切你想得到的器具，如交通工具、日用工具、各种材料，当然还有魔力，一切有用的东西。（在个别治疗时使用："当你到达了自己内心的安全岛时，就请告诉我。如果你愿意，你可以向我描述这个地方的样子，如果你希望我对此一言不发，也没问题。"）

当你来到这个地方，请你环顾左右，看看是否真的感到非常舒服、非常安全，可以让自己完全放松。请你用自己的心智检查一下。

有一点很重要，那就是你应该感到完全放松、绝对安全、非常惬意。请把你的安全岛规划成这个样子。

治疗师在来访者描述其内心活动过程中应伴随其左右，通过多次提问而使画面更加清晰起来：你的眼睛所看见的东西让你感到舒服吗？如果是，就留在那里；如果不是，就变换一下，直到你真的觉得很舒服为止。

你能听见什么，舒服吗？如果是，就留在那里；如果不是，就变换一下，直到你的眼睛真的觉得很舒服为止。

气温是不是很适宜？如果是，那就这样；如果不是，就调整一下气温，直到你真的觉得很舒服为止。

你能不能闻到什么气味？舒服吗？如果是，就保留原样；如果不是，就变换一下，直到你真的觉得很舒服为止。

如果你在这个属于你的地方还是不能感到非常安全和十分惬意的话，这个地方还应该做哪些调整？请仔细观察，在这里还需要些什么，能使你感到更加安全和舒适。把你的小岛装备好了以后，请你仔细体会，你的身体在这样一个安全的地方，都有哪些感受？

你看见了什么？你听见了什么？你闻见了什么？你的皮肤感觉到了什么？你的肌肉有什么感觉？呼吸怎么样？腹部感觉怎么样？请你尽量仔细地体会现在的感受，这样你就知道，到这个地方的感受是什么样的。

如果你在你的小岛上感觉到绝对的安全，就请你用自己的躯体设计一个特殊的姿势或动作，用这个姿势或者动作，你可以随时回到这个安全岛来。

以后，只要你一摆出这个姿势或者一做这个动作，它就能帮你在你的想象中迅速地回到这个地方来，并且感觉到舒适。你可以握拳或者把手摊开。这个动作可以设计成别人一看就明白的样子，也可以设计成只有你自己才明白的样子。请你带着这个姿势或者动作，全身心地体会一下，在这个安全岛的感受有多好。撤掉你的这个动作，回到这个房间里来。

三、保险箱技术

引导心理危机的来访者放松，在闭眼的情况下让他们在脑海里想象一个非常保险的容器，如保险箱，询问这个保险箱的质地、颜色、锁的样子等细节，强调只有他们自己有钥匙或密码。然后要求心理危机来访者让可怕的画面再次浮现，要求他们在这个可怕的画面上加一个框，在确认能做到的情况下，示意他们在脑海里将这幅画逐渐缩小到原来的一半、四分之一，最后缩到扑克牌那么大。这个时候画面已不清楚了，那对他们的影响也减小到可以接受的程度了。将这个缩小到扑克大小的图画放入保险箱内锁好，并将这个保险箱放在一个隐秘的地方，并将钥匙收好或将密码记好。

保险箱技术是一种很容易学会的负面情绪处理技术，也是靠想象方法来完成的。它早先被设计作为严重的心理创伤的掌控技术，可以用来有意识地对心理创伤进行排挤，从而使自己在比较短的时间内，从压抑的念头中解放出来。它通过对心理上的创伤性材料"打包封存"，来实现个体正常心理功能恢复的效用。但事实上，这一技术不仅可以用于严重的心理创伤的处理，更能有效地处理我们平常一般的压力和情绪困扰。

在保险箱练习中，你可以将给你带来负面情绪的东西锁进一个保险箱，而钥匙由自己掌管，并且可以自己决定是否愿意以及何时想打开保险箱的门，来重新触及那些带来负面情绪的压力以及探讨相关的事件。

以下是保险箱联系的引导词。同样地，咨询师可以先用深呼吸让自己放松和安静下来，再根据引导词继续下去。

保险箱技术引导词

请想象在你面前有一个保险箱，或者某个类似的东西。

现在请你仔细地看着这个保险箱：它有多大（多高、多宽、多厚）？它是用什么材料做的？它是什么颜色的（外面的、里面的）？它的壁有多厚？这个保险箱里面分了格还是没分格？有没有抽屉？内部结构是怎样的？仔细观察这个保险箱的细节：箱门容易不容易打开？开关箱门的时候有没有声音？

如果关保险箱门的话，操作是如何的？有没有钥匙？如果有钥匙的话，钥匙是怎样的？如果不是用钥匙的话，锁是怎样的？是密码的吗？按键的还是转盘的？甚至是遥控的，或者电脑操控的？

当你看着这个保险箱，并试着关一关，你觉得它是否绝对牢靠？如果不是，请你试着把它改装、加固到你觉得百分之百的牢靠。也许你可以检查一遍，看看你选择的材料是否正确、壁是否够结实、锁是否足够牢靠？

现在请你打开你的保险箱，把所有给你带来压力的东西统统装进去。有时把压力装进保险箱一点也不费事，有时则会感觉比较困难。你可能会不知道如何把负面的感觉、可怕的画面等这样一些东西装进保险箱。所以，这时我们就需要用到心理负担"物质化"的技术，让自己能把那些东西不费力气地放进保险箱。

例如：感觉（如对死亡的恐惧）以及身体不适（如疼痛）。给这种感觉或身体不适设定一个外形（如章鱼、巨人、乌云、火球），尽量使之可以压缩，然后你可以将它们压缩到足够小，以便放进一个小盒子或其他的类似容器，再锁进保险箱。

念头：可以考虑在想象中，将某种念头写在一张纸条上——甚至为了保密安全，你可以用一种别人看不见的神奇墨水，必须要你用特制的显影药水才能让它显影被看见——然后将纸条放进一个信封封好。

图片：将那幅图片在想象中浮想出来，必要时可以将之缩小、去除颜色、使之泛黄等，然后装进信封之类的，再放进保险箱。

内在影片：将相关内容设想为一部电影录像带，必要时将之缩小、去除颜色、倒回开始的地方，再把磁带放进保险箱。

声音：想象把相关的声音录制在磁带上，将音量调低，倒回到开始的地方，再放进保险箱。

气味：比如，你可以想象将气味吸进一个瓶子，用软木塞塞好，再放入保险箱锁好。

味觉：将让自己感到不适的味觉转化为某种颜色或形状，尽可能地将它缩小，然后再放进一个可以密封的罐子或者一个装酱菜的玻璃瓶。

锁好保险箱的门，想想看，你想把钥匙藏在哪里——根据不同类型的锁，有些可以不用钥匙，如遥控锁。找个安全的地方把它收藏好，不要把它随便扔掉或弄丢。

请把保险箱放到你认为合适的地方，这地方不应该太近，应该在你力所能及的范围里，但又尽量能放得远一些。同时，在你想去的时候，就可以去。原则上，所有的地方都是可以的。比如，你可以把保险箱发射到某个陌生的星球，或让它沉入海底。但有一点很重要，就是你事先要考虑清楚，你怎样才能再次找到自己的保险箱——愿意的话，你可以考虑动用魔力或任何特殊的工具。不应该把保险箱放在自己的治疗室里，也不应该把他们放在别人能找到的地方，如某位可怕的邻居家的后院里……

四、内在的帮助者

内在的帮助者这一练习（Simonton，Simonton & Creighton，1991）与内在的安全岛一样，都是由原始的萨满术演变而来。它帮助人在自己的内心建立一些有用的东西，达到支持、保护、安抚、支撑的作用。它可以在你感觉不错的时候陪伴你，也可以在你有问题的时候帮助你，内在的帮助者这一练习对于诸多生活问题的澄清特别有帮助。它对于面对创伤同样也有帮助，内在的帮助者此时可以站在一旁安慰你。还有一些东西，如某个童话中专做好事，并且有超乎常人的力量或能力的角色，又如，某种动物、天使、会说话的石头。内在的帮助者也是一项重要的技术，是心像法的重要技术之一。有些人做这种练习时会有神奇的效果。

对练习进行解释、一般性准备，提供放松诱导之后，可以引导进入下面的练习。

内在的帮助者引导词

请你先把注意力从外部转向你的内部，再来仔细观察一下自己丰富的内心世界……现在，请你和你自己的智慧这一部分建立起联系，这听起来似乎有些抽象，但你与自己内在的智者一定有过交道——或许，你只是没这么叫过它。内在的智者只有当你的注意力非常集中的时候，才会察觉到。它能告诉你，什么事情办得不对、什么事情干得非常好。可以说，内在的第三者是一个不会撒谎的裁判，告诉你什么是对的、什么是好的、什么是真的。因为一般情形下，我们的理解和领悟总占上风，所以我们总是感觉不到内在的智者的存在。或者虽然我们感觉到了它的存在，但总又受到理解和领悟的妨碍。

现在，请你和你内在的智者建立起联系……让你内在的智者帮助你，和一个或者几个友好的、有用的东西建立起联系。我说的是东西，而不是人，它能陪伴你、保护你、支持你、安慰你……它也许是童话世界里存在的某种具有特殊的能力或者力量的东西；它也许是某种形式的能量……请让所有的感觉自由地延伸，或许你看到了什么，或许你听到了什么，或许你感觉到了这种对你有用的东西的存在。请开启你所有的感官，让它自由地出现，然后留住它……如果有不舒服的东西出现，请告诉它，它们不受欢迎，然后把它们送走，你现在只想遇见有用的东西。对于其他的东西，只有在你想跟它们打交道的时候，它们才可以出现……（在个别治疗时可以说：如果你想告诉我一些关于你内在帮助者的事情，那你现在就可以告诉我；如果你想保留自己的经验，对我来说也没关系。）

如果你能建立这种联系，你就可以让这位帮助者为你提供一些建议和帮助。

请你想一想，你有哪些重要的问题要问他（她），或者想请他（她）提供哪些帮助或支持……请把你的问题或要求提得更加明确清楚一些，请你对每一种回答敞开心怀，不要对它做出太多的评价……

如果你已经得到一些答案，请你对这种友好的帮助表示感谢，如果你愿意，你也可以对与这位内在的智者的联系表示感谢……

你也可以设想，经常请这位内在的帮助者来到自己身边；你也可以请求他，经常陪伴在你身边。

如果你希望，但到现在还没有和你内在的帮助者建立联系，就请你常常做这个练习。总有一天，这种联系会建立起来。

现在，请你集中自己的注意力，回到这间房子里来。

五、遥控器

1. 常和"保险箱技术""屏幕技术"一起使用，增加可控制感。

2. 构建一个遥控器，练习引导描述得越详细越好。

形状、颜色、大小、质地、重量、各种功能键（开始、停止、快退、快进、音量）的颜色和位置等。

3. 挑选一个积极的内容来练习。

遥控器引导词

找出一个积极的回忆内容（可以是一个小的场景，也可以是一部电影里的一个小的片段），请你试一下你的遥控器的各种按钮，看看它是否能很好地对画面进行调控。试一试开始键，看看发生了什么？再试一试暂停键，看看发生了什么？找到你要的最美的画面试一试，将它放大，处理成你需要的尺寸，使它能够装进一个精美的画框里，然后把它挂到你认为最好的地方，仔细地品味它，请记住这种美好的感觉……

六、屏幕技术

屏幕技术是将创伤性回忆"闪回"当成一部电影来观看，治疗师一直陪伴并指导整个过程；常和"遥控器""保险箱技术""内在的安全岛"等一起使用。

屏幕技术引导词

现在你可以跟我讲你的任何一段经历，想想你要讲的画面，投影在屏幕上，而你手上有个遥控器，如果画面让你感觉不舒服，可以让它暂停，把这些不好的东西装进你的保险箱中。现在你可以决定，打算和我讲什么？……请你试一试你手中的遥控器，对它做一点调整，如降低画面的清晰度，使它模糊，或者将它缩小到你看不清的程度，或者使画面快进，或者让画面静音。

请你把一个极不舒服的画面倒回到开始的地方，取出录像带，把它放进你的保险箱。检查一下箱子锁好了没有？或者密码调好了没有？钥匙放在了哪里？请你回忆一下你的安全岛【边界、物品（形状、颜色、大小、质地）、声音、气味、皮肤感觉（温度，是否有阳光温暖着你？是否有微风轻拂着你？）、姿势（体位、呼吸、四肢肌肉）】，请你再次体会这种美好的感受，保持一会儿……

七、蝴蝶拍

蝴蝶拍是眼动脱敏加工EMDR（Eye Movement Desensitization & Reprocessing）心理治疗方法中的一种稳定化技术。1998年，蝴蝶拍由墨西哥心理学家在墨西哥飓风中干预幸存者过程中发展起来的，并曾用于巴勒斯坦难民营的儿童，结果表明可以增强遭受持续战争创伤的儿童的适应能力。

具体步骤：

第一步：首先双臂在胸前交叉，右手在左侧、左手在右侧，轻抱自己对侧的肩膀。

第二步：双手轮流轻拍自己的臂膀，左一下、右一下为一轮。

第三步：速度要慢，轻拍四到六轮为一组。停下来，深吸一口气，如果好的感受不断增加，可以继续下一组蝴蝶拍。

边蝴蝶拍，边为自己增强好的感受。

（1）寻找资源并积极强化。

积极的事：那些你曾经有过的愉快体验，最好能具体化，让那种自信心、能力、成就感充满全身；

爱你的人：你生命中出现过的亲友、老师、同伴，甚至是宠物，想象你们在一起的那种快乐和幸福；

喜欢的书：回想看过的图书、故事中的积极人物、动物、形象等，给自己赋能。

（2）顺其自然并学会放下。

过程中不需要刻意做什么，只需要顺其自然地感受自己；

如有负性想法，试着打包或终止，并放入容器，回到正性体验；

如负性体验无法消除，停止蝴蝶拍，寻找专业人员帮助。

值得注意的是，蝴蝶拍技术的使用，必须在求助者有内在的资源，并且植入正性的思维，内心平衡和稳定时使用。

闪回症状的心理危机干预案例

随着信息技术的发展，资讯流通日渐发达，家暴、霸凌、自杀等鲜血淋淋的字眼不断抢占着新闻热搜，这种情况下越来越多人因为同理受害人，也从不同程度上产生了创伤反应，出现替代性创伤（Vicarious traumatization，VT）。有学者对替代性创伤给出了明确的定义：一种助人者内在经验的转变，是同理投入于当事人的创伤题材所产生的结果。快速眼动技术作为治疗创伤后应激障碍最有效的心理干预方法之一，将其运用到替代性创伤心理干预的临床上实践中，有助于快速处理创伤表面症状，缓解来访者痛苦。笔者曾治疗一例替代性创伤引起闪回体验的个案，运用快速眼动技术结合情绪落地技术，仅经过一次心理咨询治疗，来访者大幅减轻症状并开始了新的生活。

一、基本情况

来访者，女，18岁，大一学生，在母亲陪伴下前来咨询。来访者自述，自己很累，日常生活中总担心同学知道自己的情况，整天强颜欢笑，像戴着面具一样的生活，这让自己非常痛苦。而自己脑子里有不好的画面反复呈现，这种情况出现有接近三个月的时间，是在高三上半年开始，因为听老师和同学们说了一些关于杀人和虐待的新闻，特别是一起发生在本市的杀人案件，被害者因和男友分手被男友杀害。来访者刚好在接近的时间内和男友分手，之后会反复把自己代入那种情景，担心自己的安全。医院心理科检查结果显示有中度至重度强迫思维，但是未进行药物治疗。

来访者身体健康，无既往病史；人际关系良好；学习成绩在重点班中下，学习方面没有感到特别大的压力，之后考入大学学习管理学，睡眠正常；家中有两个弟弟，自述家庭氛围平和，普通农村家庭，经济状况一般。

二、症状表现

（1）认知上的负性改变：在想到有关负性案件的画面后感觉情绪消沉、闷闷不乐。对他人存在一定的心理疏离感，觉得很多人有两幅面孔，会有阴暗的一面。

（2）侵入性症状：在日常生活学习过程中经常出现闪回现象，反复想起一些负性画面，主要为杀人、虐待等新闻的画面。

（3）分离症状：来访者感觉在自己一个人的时候，如写作业、看书，好像会有人从身后勒住自己的脖子，这种感觉重复出现。

（4）唤起症状：在看到或者听说有关的犯罪新闻或者影视作品片段的时候，有时会觉得心跳很快、发抖。

（5）症状的产生是由于从外部信息渠道听说了犯罪案件的细节，加上自己本身有和受害者类似的经历出现的反应。

（6）症状持续时间：三个月以上。

三、个案概念化

来访者的临床症状是反复出现替代性创伤画面的闪回现象。首先来访者表现出侵入性症状、分离症状和唤起症状等典型的创伤后反应，其次来访者的创伤是借由看报道和他人转述的方式创伤获得事件的信息，出现的创伤反应，是一种替代性创伤。替代性创伤往往是单一的、当下的、某个非常大的创伤事件，传染给了旁观者。就像案例中来访者听到的一些暴力案件，受害者内心的恐惧、绝望和无助完全传递给了来访者，这就是替代性的创伤。

四、问题形成机制分析

（1）心理应激。

和死亡有关的案件本身就是一个重大的创伤事件，因为来访者和案件受害者有相同的经历以及在时间节点上也存在一定的重合性，使得来访者能够极大地同理受害人的痛苦，产生创伤反应。

（2）基础焦虑。

在个性方面，来访者努力上进，是家中的长女，承担着作为弟弟榜样的作用，小学、初中时期成绩在班上甚至年级名列前茅，这些都让来访者成为一个对自己有较高期望和要求的人，这些因素都使来访者基础焦虑高于一般人。

（3）归因方式。

来访者面对问题倾向于采取内归因的方式，在和男朋友分手之后，发现男生成绩下降以及家中发生负性生活事件，都将其归因于自己，因此，造成自己有愧疚感和负罪感，焦虑程度增加。

（4）特殊的时期环境。

来访者是在高三时期开始有闪回表现，这段时期是个人成长过程中升学压力相对来说非常大的阶段，高三也意味着竞争和压力，这对来访者来说更加剧了她内心的焦虑和不安。其次，过去一年也是和新冠肺炎疫情抗争的一年，死亡焦虑和对生命脆弱性的恐惧在支配着每一个人，来访者也不例外，在重大公共卫生突发事件下，更多了对生命的担忧和焦虑。

五、临床干预的方法及过程

（1）澄清问题。

本次咨询是和来访者的初次咨询，在介绍了咨询伦理规则和签订保密协议之后，咨询师首先对来访者的问题进行澄清，同时缓解来访者情绪。在这个过程中咨询师检查来访者的症状是否进行了泛化，是否有回避症状，是否产生幻觉等，对来访者病情症状和程度进行了澄清，并在此过程中和来访者建立良好咨询关系。

（2）情绪落地——回归现实。

在明确来访者核心临床症状是由于间接暴露于创伤事件产生的闪回后，咨询师通过和来访者的沟通，将本次咨询目标采取创伤治疗的方式，处理来访者的表面症状。咨询师采取情绪落地技术将来访者的注意力从创伤画面拉回到现实。这个部分咨询师设置了两个试验。首先，让来访者观察咨询室内的陈设，说出五件陈设的物品，在完成咨询任务之后，再次让来访者观察咨询室，再说出五件陈设的物品，并让其对比两次的差别，启发来访者回到现实，回到当下，觉察当下。第二个试验是让来访者在咨询室内随意地走动，边走边哼唱自己最喜欢的童谣，通过体验在哼唱童谣时候的放松和安全的状态，再回到当下，带着愉悦和平静觉察当下的环境，发现窗外阳光明媚，心境开阔起来。

（3）快速眼动法。

它的基本方法是治疗师让来访者一边主动回忆创伤情境记忆，一边通过交替的左右眼刺激使来访者发生模仿做梦时的快速眼动过程。其目的是使来访者的左右脑能交替接受刺激影响，从而消除源自创伤的某些心理和生理症状，并将创伤情结销蚀和连接融入新的认知体系中去。也就是说，使记忆系统能够接纳新的记忆进入，新的记忆的进入能够淡化原有的创伤记忆，从而使人从萦绕内心挥之不去的创伤记忆中逐渐解脱出来。本次咨询的具体操作如下：首先，让来访者从咨询室内三盆盆景中选择自己最喜欢的一个，定格自己最喜欢的画面，并反复加深印象。之后，跟随咨询师的手部左右摆动的动作，让脑海中的画面在创伤画面和温暖的盆景画面中切换，进行三组练习，记忆交替过程也由被动逐渐变为主动，新的记忆进入，将创伤记忆淡化。练习完毕，咨询师再提问来访者有关创伤画面的感受时，来访者表示"觉得没有那么可怕了"。

（4）讲解干预原理，巩固成果。

在咨询前期，咨询师通过邀请来访者做幻想练习，向来访者说明记忆闪回的产生原理。在咨询最后，咨询师向来访者讲解了本次咨询所使用的到的干预技术和原理，并且重新确认了来访者的感受。咨询师通过对整个咨询过程的回顾，巩固了咨询成果，并给来访者以信心和社会支持。

（5）其他辅助技术的设计及其实施。

① 一般化表达。咨询师为来访者说明这样的情况可能困扰了来访者很久，而这种现象发生是很普遍的，在很多人身上都发生过、正在发生和将要发生，甚至咨询师也经历过、正在经历和将会经历。咨询过程中咨询师反复采取一般化表达。例如，在来访者表示自己在学习病理生理课程时会将自己代入，咨询师表示这是很多人都会有的状态。一般化表达有助于来访者消除紧张和焦虑情绪。

② 良好的适应方式。咨询师不仅处理来访者的临床症状，并在咨询

过程中提供一种可以供来访者长期使用的借鉴的适应方式，使来访者有能量面对和处理之后生活中发生的其他类似事件。心理咨询的最终目标不是减少阻碍来访者心理成长和发展的因素，而是通过提高来访者的觉察力，帮助来访者了解自己的风格和反应模式，使之能够进行创造性调整，产生为自己负责的态度。在来访者自述自己高中时期因为弄不懂知识点晚上反复出现上课画面因此失眠时，咨询师通过举例自己的经历，让来访者认识到，面对生活中的一些事件我们需要做的不是追根问底，而是学会和自己和解，从中吸取经验。

六、取得的效果及反思

（1）效果。

在本次咨询快要结束了，来访者情绪有了很大的提升，从刚进咨询室时感到情绪低落不开心，到结束时经常能够露出开心的笑容。咨询师观察评估：治疗后来访者心理状态良好，情绪有较大提升，心理安全感有所提升，已经可以大大减少对既往的创伤性画面记忆的恐惧感。据来访者报告，闪回画面产生频率有所减少。

（2）反思。

替代性创伤会导致来访者出现不适应的认知反应和生活信念，也会引发闪回症状，造成强烈的情绪和生理反应，使受害者经常处于惊恐和痛苦之中。快速眼动技术被心理治疗人员视为处理创伤性应激障碍的经典手法之一。对于处理挥之不去的"闪回"画面，快速眼动技术有着其他干预方式不能比拟的优越性，往往能够在十几分钟，甚至几分钟的时间内处理闪回记忆和由此产生的消极情绪。本次咨询过程尤其注意通过反复澄清确认事件中最强烈的图像和最需要处理的情绪，以及在引导治疗对象目视移动靶点时，治疗者充分积极关注并鼓励。

本次咨询属于首次咨询，由于时间限制，咨询过程中并未对来访者内在心理机制和过往经历进行溯源，对来访者提到的家庭背景和安全感缺乏的原因缺少深入了解，仅仅对来访者的表面症状进行处理。

第五章　疫情下的家庭关系与心理调适

因为疫情，假期似乎被无限地拉长。很多人也不方便出门，街道变得冷清和沉寂，一家人每天朝夕相处。人们突然惊奇地发现，原来竟然已经很久没有这样，丈夫跟妻子、父母跟孩子、孩子跟父母，以这样的密度和强度共处一室。面对疫情，如何调节家人的情绪？社区加大了消毒的频次和出入的管理。家人看到这些更加担忧和焦躁，如何调节呢？也有的人问，疫情下，家庭成员之间缺乏有沟通，有的夫妻不是在试着解决问题，而是在争谁对谁错，谁该服从谁，先吵架再说。遇到这种情况我该怎么办呢？在这样的一个时间里，在这样跟家人以较高的强度和密度共处的时间里，该如何去处理亲子关系？如何去处理夫妻关系？这些都是很多朋友特别关心的问题。

唐代诗人李白曾经有一首诗叫《独坐敬亭山》："众鸟高飞尽，孤云独去闲。相看两不厌，只有敬亭山。"很多家庭的夫妻在面对疫情的情况下，他们特别想考虑如何做到"相看两不厌"。在这样的大背景下，每个人不得不思考，在家人相处的时间里，你扮演了什么样的家庭角色？你正在经历一种怎样的家庭状态？在这样的家庭状态下，你和你的家人是如何面对和解决的？

事实是，在有的家庭里，可能有无聊烦躁、无处可去的老公。也有的人说，妻子爱骂人，是一个焦虑的媳妇。甚至有孩子说，我是不受待见的。在这种情况下，如何去反思自己的家庭角色呢？如何去思考自己的家庭角色？该如何调整自己的家庭角色？

最近，网上有一幅图《抗疫在家》。这幅图阐述了孩子的一天、老婆的一天、老公的一天。孩子的一天是挨骂、起床、挨骂、吃饭、挨骂、做作业、挨骂、吃饭、玩游戏、挨骂、睡觉。而老婆的一天是骂老公、骂孩子、起床、骂老公、骂孩子、吃饭、打扫卫生、骂老公、辅导作业、骂孩子、骂老公、骂孩子、吃饭、莫名其妙地骂老公、骂孩子。而老公的一天是挨骂、起床、看手机、挨骂、吃饭、玩手机、挨骂、睡觉。

在这种情况下，似乎看到了很多人所描述的"相看两厌"的事实。其实在心理学当中有这样一个定律叫情绪能够遮蔽记忆，因为疫情遮蔽了很多美好的记忆，那么就需要去思考，疫情是否遮盖了爱与美好？人们常常感受不到自己特有的生命力，而他们的美好和活力总是被埋没。在疫情下，每个人也许就在思考，需要做点什么？现在能做什么？或者说将来能做什么？总是在思考，却缺乏有效的行动。从另外一个角度上来讲，其实当下的情绪同样包含着智慧的种子，每一种生存的状态都包含着生活的智慧。比如说焦虑当中有关怀的种子，恐慌当中有做出决断、让为未来或者说为现在做一些决定的种子。而在夫妻的争论当中，也有创造和变通，以改变现在生活的种子。在夫妻相互的吐槽中，也有心理疗愈的种子。其实关键是在面对疫情的时候，要换一个视角，疫情带来一些不便，同时也带来了一些改变家庭的际遇。

第一节　疫情下亲子的互动与沟通

每个人其实对亲子关系都特别关注。世界是美好的，人类是世界的一部分，人类是美好的、不断变化的，而每一个个体都是生命的奇迹。当孩子诞生、开始牙牙学语，那时候把他们紧紧地抱在怀里，用的眼睛凝视着小生命，眼里满满的都是爱。父母有的时候会思索，会陪孩子多少年？有的时候会把孩子当成手中的希望，就像手中捧着一颗种子，等待着他发芽，等待着他成长，成长为希望他成长的那种样子，希望在跟孩子相处的每一刻都能够特别好地去处理彼此之间关系。

在疫情下如何保护孩子？一是尽可能先保证儿童的身体和环境的安全，预防潜在的危害，要保证他的物理环境是安全的。第二，尽量有家人或者是熟悉的人照料。在特殊情况下，尽力为儿童提供熟悉的生活环境，鼓励儿童以他们习惯的方式表达他们的经历、想法及情感体验。在家里，特别需要儿童讲他们的心理故事。不得不思考一个现实，成人的反应也会影响儿童，影响孩子。每一个人的情绪反应都会影响家里的其他人。无论是正性的情绪，还是负性的情绪，都会传递。所以在有些时候，需要及时地调整，从而给家人带来积极的影响。

成人要考虑儿童对现在所收集到的媒体报道的一些不良反应，并且要给孩子适当的引导，指导他们去学会从正规的渠道获得信息的来源。儿童过度的焦虑和恐惧心理反应如果持续存在，就需要接受专业心理卫生工作者的干预。

家长有些时候特别关心，在当前情境下孩子在家，要如何跟孩子沟通的问题。其实在有些家庭当中，很多家长存在着一些很固定的观念，比如说：我说你听，只有自己说的权利，而没有别人所有的权利。还有一种情况是有些家长任意乱说，不知道如何说，甚至有些家长不敢多说，也有些时候家长会没完没了地说。但是说完了以后，似乎并没有达到很好的沟通效果，家长就很疑惑，说了孩子为什么没有听呢？他们有的时候其实把唠叨当成了一种工具。为什么把唠叨当成了工具？有的时候唠叨说一次，孩子没有听，说两次，孩子也没有听，就应该知道这样一种表述是无效的，但是还在不停地通过这样的方式来给孩子去表达需要表达的内容，但是并没有达到沟通的良好效果。

在沟通的时候，如何进行有效的沟通呢？首先，要学会倾听，倾听是一种态度，也是父母跟孩子互动的非常必要的基础。要学会倾听他人的表达。倾听要认真地听，要用心听。其次，如何在沟通过程当中去处理自己的感受。需要去理解，在沟通过程当中沟通不畅到底是谁的问题？因为沟通是一个大的系统，从信息的发起人，到信息的接受者，中间是有很多因素影响的，比如说如何编码，有没有反馈，如何去理解。这些方面都会影响到沟通的效果，同时也涉及到沟通的背景。有的时候在跟孩子沟通的时候，经常会遇到这样的一种情况。做好饭了，叫孩子来吃饭，孩子说，妈妈等一会儿。好的，妈妈等一会。然后过了几分钟以后，妈妈又去问，现在该吃饭了吧？孩子说等一会儿，妈妈就等着。这样的故事不停地上演，然后直到妈妈生气发脾气，这个时候孩子也不情愿，妈妈也很生气，饭吃的也不香。在这个过程当中到底缺少什么？是缺少有效的反馈。如果妈妈问现在能不能吃饭，孩子说等一会，妈妈问等多长时间，孩子说5分钟，妈妈说好的，5分钟之后我会叫你。这个问题就能够有效地解决了。再次，有效沟通就是要学会表达自己的感受，要把自己的感受清楚地表达出来，需要清晰而准确地表达自己的情感。但是要注意表达情感或者表达感受的时候不要评价。比如说以往在很多时候，有先生出门去应酬，然后晚上喝醉了酒回家，爱人非常生气，然后说"你可逮着不花钱的酒了，所以喝这么多"，甚至用一些其他的恶劣的语言去跟爱人沟通，然后下次再喝酒的时候发现爱人还是喝成这样，不醉不归。那么在这个时候问题出在哪儿？其实他的爱人没有很好地去表达自己的感受，没有告诉他：你喝酒的时候，喝醉了酒的时候，其实我是挺担心你的。所以要把担心告诉对方，而不是评价。这一点特别重要。第四，学会鼓励和赞美。在家庭当中，亲子互动的时候，要学会鼓励和赞美。鼓励和赞美是一种非常有效的手段。当然在鼓励和赞美的时候，要切记空谈，赞美要很具体。第五，在有效沟通的时候，同时要用一些非言语的信息，如语气、语调、眼神、表情、肢体语言。

在亲子沟通的时候或者互动的时候，特别希望建立一种温馨的家庭氛围，这样能让孩子拥有很好的安全感。那么如何去建立这样一种温馨的家庭氛围，让孩子拥有安全感呢？

首先要做一件事，就是要和孩子发生连接。现在很多家庭似乎很少能听到孩子内在的声音，大多是从外在的行为上去回应他们，不知道孩子内心真正想要的是什么，只是去观察孩子的外在行为。家长需要听到孩子的内心有什么样的感受。当然，不见得对这些感受或者需要完全地接受，但是至少能听到他的内在到底发出了哪些声音，他需要的是什么。有的时候孩子跟爸爸妈妈说，拥抱一下，有的爸爸妈妈一下子就把孩子推开了，然后说你多大了，不需要拥抱。家长的拒绝其实对孩子来讲是一种伤害，所以还是要注意这样一种情感上的连接，让孩子去感受到对他的爱。当然这种爱不是具有工具性的，而是真诚的。有的家长说，你把这门课或者把今天的作业写完了，我才爱你。其实这是有条件的。我要特别强调的是，在家庭互动的时候，爱是无条件的，只有在无条件的爱的氛围下，孩子才能够更好地跟亲人进行互动。

第二，父母真正要做的是接纳自己的孩子。有的时候孩子的行为，可能出现了没有预期到的一种情况。有的时候孩子只是听到了你过高的期望，感受不到你的爱。所以你以为你爱，可是他已经非常地焦虑和抑郁。

面对这样的孩子，应该怎样呢？跟孩子很好地互动是非常重要的。赞美是父母给予孩子的一个礼物，当然不能把赞美当作手段，要真心，因为有的时候孩子想象力远超过常人，有的时候，赞美孩子的时候，比如说这一次你今天做了什么，有的家长会说"今天你做的这些非常好，我非常喜欢。你是怎样做到的？"所以通过询问你是怎样做到的，让孩子去反思我做了什么？让孩子感受到了认可，或者在父母那儿得到了认可。同时在有些时候，赞美不是随口而说的赞美，而是有准备的、有目的性的赞美。

第三，父母在赞美的时候，不要有言过其实的赞美。言过其实就让人觉得很空洞，也不真实。另外有些家长在跟孩子互动的时候，采用了讽刺性的赞美或者是比较性的赞美，这样的手段是不合适的。有的时候家长就会说"你今天做得很好，谁谁谁……"。这种情况下，对孩子来讲，其实并没有起到赞美的效果。总体来讲，赞美的时候，一定要真诚，真诚就是真心实意。

那么在赞美的时候，该如何赞美呢？首先要很具体，同时要叫出孩子的名字，所以一般的赞美模式是名字加事件加感受，说出他的名字，谈一谈他的事件做了什么，然后家长的感受是怎样的。这个时候这种赞美才是有效的、效果非常好的赞美。其次，父母在跟孩子互动的时候，切忌唠叨。唠叨是一把双刃剑，一方面可能你会认为唠叨了，就尽到了父母教育孩子的责任，其实是你内心里减轻了自己的内疚感，但是它起到的互动效果非常有限。所以与其无效唠叨，不妨换一个视角，换一种新的行为，去改变，改变孩子从改变自己开始。

亲子互动是一个非常永恒的话题，要建立良好的亲子关系，从良好的互动当中去获得实现。每个人在跟孩子互动的过程当中，都要去反思，我需要做些什么方面的改变。有的家长把改变的责任放到了孩子身上，而没有去反思自己的责任。其实这是每一个人需要注意到的。比如说专家在做讲座的时候，就有听者跟他讲，说："你课讲得很不错，能把课件给我吗？我回家给我的爱人和孩子听一听，希望他们听了以后能够很好地改变"。

其实他在表述的时候，其实就已经表述了这样的信息，就是改变是孩子的责任。其实生活当中有的时候需要去寻求一些小的改变，小的改变在家庭关系里，或者说在亲子互动的时候，会带来大的改变。有些家长在个体咨询个案当中，特别希望从咨询师这儿去找到解决孩子互动的一些具体的策略，其实这是很困难的，因为每一个家庭都有不同的样子，家家有本难念的经。当然也要有良好的心态，那么这本经怎么念？关键还要看视角。所以在孩子比较小的时候，只要家长改变了，孩子随之也会变化。所以改变的责任，家长一点都不能少。

第二节　夫妻关系的促进和建设

夫妻关系是一个非常敏感的话题。在家庭关系的建设中，夫妻关系是一种非常重要的关系。在心理咨询的时候，尤其是在做家庭心理咨询的时候，心理咨询师往往要去协助一些家庭去解决问题，消除一些异常情况，调整一些不良的关系，从而促进家庭关系的和谐，并助于每个家庭成员的健康发展。

良好的夫妻关系当中需要良好的沟通，夫妻双方要有建设性而非冲突的沟通技能。但是有的个体没有发现自己的沟通能力不足，也没有意识到自己需要培养这方面的技能。他们可能会认为自己沟通能力不错，所以在这样的家庭里就需要耐心地培养沟通的技能。沟通是一种非常有效、每个人都需要特别关注的技能。如果商店里有卖沟通技能的话，就会有很多人就会跑到商店里去购买。但是很遗憾，沟通技能只有自己去慢慢地去培养。有人说管理就是沟通再沟通，其实家庭关系同样也是沟通再沟通，只有通过有效的沟通，才能实现良好的家庭的运转。

在夫妻关系的建设当中，夫妻双方需要有意识地去觉察到家庭问题的出现，并且允许这些矛盾去慢慢地弥合。有时候，在家庭的建设当中，夫妻双方都要保持敏锐的自我觉察，要意识到家庭当中正在发生什么，将来会发生什么，这样的问题意味着什么。在心理学当中，精神分析治疗学派有一个假设，有理性的人可以靠自己的理性与智慧来指导自己，督促与管理自己的情感与行为。

每个人都是解决自己问题的专家。在家庭里边，每一个家庭成员都是最了解自己的那个人，都具有解决问题的能力。只是在家庭的建设过程当中，因为自己的不成熟，或者一些幼稚性的反应，影响了现在的家庭建设。所以，一个非常重要的任务就是要练习成熟，去学习比较成熟的、一些适应性的行为。这也是对于家庭来讲一个特别重要的课题。

想进一步了解夫妻关系，可以看一下三角形和圆形的小故事。有一个小三角形站在路口，等一个有缺口的圆带它去旅行。从它身边经过一个又一个有缺口的圆，但它们组合在一起不是缺口大了，就是缺口小了，都有缝隙，始终不能成为一个完整的圆。勉强组合在一起滚动，不是把小三角形压在下面，就是让小三角形飘在上面，很不舒服，最后都不能在一起。经过等待，终于有一天，小三角形遇到了一个跟自己大小合适的有缺口的圆。它们结合在了一起，很完整，没有缝隙。所以很欢快、很自由地到处滚动着去旅行，日子一天天这样过。一天，合适自己的圆跑出去玩了，没带上小三角形。这个圆在外面遇到了另外的三角形，便抛下了小三角形，带另外的三角形去旅游了。然后说我走了，你保重。小三角形很伤心，于是它不得不重新站在路口，等待可以带它去旅行的圆。

这一天来了一个没有缺口、很完整的圆，它很喜欢小三角形，愿意带它去旅行，它们便很愉快地在一起。因为它是整圆，小三角形不需要依附在圆的身上，而牵着手去旅行。小三角形感觉到很轻松、自在。就这样美好的日子过了一段时间，有一天整圆对小三角形说，相爱了这么长的时间，你一直都是你自己，你从来没为我改变什么，每次拥抱你的尖角都在划伤我，我没办法再忍受了，分手吧。所以扔下了小三角形。小三角形带着绝望，站在路口，看着来来往往的其他的图形，去思考。

这是一个很晴朗的日子，小三角形抬头看见自己面前站着一个很大的大圆。大圆问小三角形为什么要站在路口？小三角形回答，它在等待一个可以带它去旅行的圆，可是等了好久都没有等来那个属于它的圆。大圆说你完全可以自己去旅行啊，何必要等圆带着你呢？小三角形听了大圆的话，想着自己是可以去旅行，可自己是三角形不能滚动。大圆说你只要想去做的事，去尝试就可以，说过以后便离开了。三角形要移动一下，真不是那么容易的。为了去旅行，小三角形用力地挪动，终于滚动了一下，可是却累得不行，每移动一下就要费很大的劲，弄得浑身是伤。终于有一天，小三角形可以行动自如了。不对，现在它已不是三角形，而是已经变成了圆。经过打磨，它磨光了棱角变成了圆，可以自己去旅行。它在旅途的途中遇到了当初劝他自己去旅行的大圆，他们结伴旅行，最终完美地生活在了一起。

其实，完美的婚姻关系就像小三角形一样，不断地去磨合，不断地去思考对方的大小、形状、对方原来的样子，以及今后要做的尝试和努力。有时候，外在行为的背后其实是应对方式，应对方式的背后是个人的信念，信念的背后可能是曾经有的爱或者是被爱的一些经验。

每个人在建立夫妻关系的时候，都带着原生家庭的问题进入到自己的小家庭，也就是说每个人都背负着自己原生家庭的样子，来建设或者说建立自己的家庭。比如说有一对夫妻经常吵架，丈夫经常动手，然后爱人经常被打。问题出在哪儿？丈夫不是一个暴力的丈夫，他在外边温文尔雅，只有在跟妻子相处的时候才会暴力相向。那么到底是什么影响了他？在咨询室里，我让这一对夫妻画了一幅画，画画的时候丈夫画了一条线，然后说在吵架之前愤怒是一直上升的，动了手以后也是很愤怒的。但是他的妻子画的线非常奇怪，在之前吵架的时候，她是愤怒的，丈夫动手的时候是愤怒的，但是被打了以后，一点都不愤怒了。所以问题出现在哪？是妻子愿意挨打吗？也不是。后来去了解妻子的成长过程的时候，发现她的原来的家庭里，她的父亲就是打母亲的。所以在她跟丈夫相处的过程当中，她也用自己原生家庭的方式来建设，或者说来建立或者影响自己。所以通过这样的一种互动去获得自己原生家庭的样子。那么对于夫妻关系而言，什么是健康的夫妻关系？

首先，夫妻之间要相互尊重，同时要体现自身的价值。很多年前我曾经做过一对夫妻的咨询，丈夫是公务员，每月收入是非常稳定的，妻子在外企工作收入非常高，有的时候就想这一个丈夫是否要承担更多的家庭责任？其实在现实生活当中却不是如此，妻子对丈夫非常呵护，在家里的所有的工作都自己承担，而不让丈夫去承担，即使换个灯泡，也是自己去做。她特别想让丈夫享受那种被尊重的感觉，但是丈夫在这样的家庭里找不到自身存在的价值。在一个家庭当中，如果找不到自己存在的价值，丈夫就感到心身非常疲惫。后来他向他的妻子提出了离婚，说在家庭里体现价值，相互尊重是非常重要的。

其次，健康的夫妻关系需要真诚、紧密的情感连接和彼此的相互关心。

第三，要有良好的有效的沟通，夫妻之间要有很好的共情能力。共情就是站在彼此的立场去理解对方的情感和感受。夫妻之间要有良好的共情能力，能够角色互换，能够理解对方的感受和思考，能够去尝试去理解对方。所以共情是每一个家庭需要或者说每对夫妻需要培养的一种能力。

第四，要有接纳包容的心态，夫妻之间要相互认同。在现实生活当中，有些人打了一辈子，甚至夫妻吵了一辈子，经常吵，经常打，似乎双方都不认同，但是这样的方式持续了下去。当然这样的关系需要从更深层次了解，需要专业的心理咨询的帮助。

第五，建立安全感。夫妻的婚姻关系是一种长期的承诺，在婚姻里边，夫妻双方要遵守彼此的承诺，给对方以安全感。在现实生活中，有些家庭存在这样一种不安全感，对于承诺感到不安全，这种情况下就需要去反思。如何去建立安全的氛围，非常重要的一点就是夫妻之间的相互信任。这种信任特别重要，好的夫妻关系或者是健康的夫妻关系，需要在良好的家庭动力之下去建设。不能进行良性的沟通是许多家庭功能失调的共同特点。在当前的疫情之下，如果不能很好地沟通，家庭可能也会出现一些问题。

台湾学者曾经发展出一个六个步骤的沟通游戏，这是一个非常有特色的沟通游戏。沟通游戏当中，第一种情形是让妻子和丈夫背对背交谈，双方背对着背交谈会有什么样的感觉？第二种情况是转过身，面对面注视对方，但是并不碰触对方，也不交谈。第三种情况是两个人相互注视，彼此碰触，但是不许说话。第四种是要求两个人闭上眼睛，彼此碰触，但不说话。第五种情况是眼光接触，相互交谈，但是不碰触。第六种情况是让他们相互交谈、眼光接触、相互触摸同时进行，并尝试着和对方去争辩，但结果总是争辩不起来。在这样的游戏当中，游戏者就会体验到一个人是可以体会到另一个人的感受的，并且在相互接触的沟通当中，即使观念不同，也不会出现很大的冲突。所以，面对面，有目光的接触，并且有肢体的语言，往往是争辩不起来的。

夫妻沟通的时候，应该要注意哪些问题呢？

首先，在沟通的时候，语言表达信息要明确。如果层次不清，观点不明确，沟通是无效的，很难出现良好的效果。如果是啰唆重复或者模棱两可，也是不提倡的，所以一定要信息要明确。

其次，要选择合适的沟通渠道。现在微信特别方便，很多人在遇到一些问题的时候，就喜欢发微信。在发微信的时候，如果是一些不紧急的信息，是可以通过微信来实现的。如果是特别紧急的信息，其实是不建议用微信这样的方式，因为收到回馈比较慢，这时，最好要选择合适的沟通渠道，如打电话，通过这样的方式是比较直接的。

第三，夫妻之间要有讲话的艺术。讲话的艺术是非常重要的。日常生活中也有很多因为表达不畅而出现非常尴尬的状况。比如，某人请客，有人没来，就说该来的怎么还没来。已经来了的人自感不受欢迎，便拂袖而去，请客者又说不该走的怎么又走了？于是其他没走的也都走了。

第四，用真诚营造融洽沟通氛围。有的家庭经常吵架，却没有反思，在做咨询的时候才不断去反思。咨询师会询问在什么情况下会吵架？吵架的具体情境有哪些？夫妻吵架时经常所在的位置在哪？是在客厅、在厨房，还是在卧室？如果是在客厅吵架，不妨在沟通的时候换一个情境、换一个场所。

第五，做好情绪的控制。夫妻之间要多赞美、少讥笑，多鼓励、少批评，尽量就事论事，减少情绪性表达。另外，在沟通的时候要多提一些建设性建议，尽可能减少破坏性。陈述时要主要陈述一些事实，而不是盖棺定论。在一些小说和作品当中，经常会看到夫妻吵架的场景。去分析这些吵架的场景的时候，很多情况下，盖棺定论是很容易造成吵架，破坏性也是容易造成吵架的一个原因。所以，夫妻沟通时要做好自己的情绪控制。当然，有些家庭遇到问题的时候总是先吵一架，然后去解决问题。所以这是需要做一些调整的。不妨就是在遇到问题的时候，学会问题解决式地应对，而不是情绪化地应对。情绪化地应对往往会造成家庭的不愉悦，问题解决式地应对却能够更好地去解决一些问题，所以要做好情绪的控制。总体来讲，夫妻沟通的要点就是信息表达要明确，通过合适的沟通渠道，注意讲话的艺术，用真诚营造融洽的沟通氛围，同时要做好情绪的控制。

在疫情之下，夫妻不仅要关注到对方情绪情感的变化，同时家庭责任也需要确立和调整。家庭责任是每一个成员都要承担的，在家庭生活的任何时候都需要去承担的，它具有普遍性特点。

另外，在一些比较稳定的家庭关系当中，每个家庭成员都有一种比较默契的分工，这一点很重要。家庭责任是具有持续性的，需要长期维持。在一个健康的家庭关系当中，家庭责任有时候也具有弹性。比如，因为某一个原因，夫妻的一方不能履行家庭责任的时候，其他家庭成员也要慢慢地调整来加以弥补。另外，家庭责任与个体自由是具有相对性的。家庭责任是对于家庭负责的一种体现。特别强调的是，每个家庭成员都不可能在家庭当中完全随心所欲。在当前的背景下，家庭责任的确立和调整，是一个问题所在。疫情下家人都在一起，你是否需要承担更多的家庭责任呢？

第三节　处理家庭成员面临的情绪问题

　　面对灾区的疫情、铺天盖地的各种信息、确实不安全的周围大环境，每个人的内心不由自主地会出现由应激造成的心理行为反应。心理咨询师处理的是一些过度的焦虑和紧张或者是恐惧，帮助每一个需要帮助的人。最近我一直在接热线，帮助热线的朋友去建立相对的安全感，在自己的内心给一些情绪建立边界，从而去保持内心的平衡和稳定。

　　正常化。学会与自己的情绪相处，用正常化的方法来理解。面对疫情这一突发公共卫生事件时，焦虑和恐惧是正常人群对于非正常事件的一种正常反应，可以通过这样一种正常化来减轻。家庭是爱的港湾，所以对于家庭来讲，要选择和过滤信息，同时对于防御信息的关注要适度和适时，不要过度和泛滥。

　　调整家庭谈话的主题。疫情早期的家庭谈话主题局限在了疫情的发展和运行的现状上。随着疫情的变化，要调整家庭谈话的主题，避免被过度卷入。所以要从疫情的主题，转移到现在的家庭建设当中的主题来，如现在要做什么。谈论一些开心的事儿，少谈论负性情绪的事儿，谈一谈如何去发现不一样的自己，最近有哪些积极的表现，有哪些好的品质、长处、资源，或者是每天去记五条好品质、长处和资源。去发现不一样的自己，积极的自己，作为家庭谈话的主题是非常重要的。另外，要保证正常的作息，尤其是复工复产以后的作息调整。

灌注希望。要去思考什么会带来希望，在现在的生活里，当安静地待在家里的时候，需要去想一些希望的事情，比如，现在最想做的三件事是什么？是否做了？如果没有做，现在可以去做。疫情结束后，我最想做的三件事是什么？将来可以怎么做这三件事？有时，也可以要想一想最想感谢的人，可以为那个人做一些什么？也要怀着感恩之心，去面对现实的生活。

要做积极的自我暗示。比如，在行为上就可以播放自己喜欢的音乐，或者选择自己最喜欢的一幅画。谈一谈为什么喜欢这幅画，这幅画给我带来什么样的体验和感受，给自己一些积极的自我暗示。

在心理学当中，自我暗示的方法非常多，如大树的练习。想象自己是原野上的一棵大树，感到四周宁静而祥和，到处郁郁葱葱、阳光普照，感到树根深深地扎在地底下。当你吸气的时候，能够吸收到大地的力量，充满活力。同时，也能感觉到枝叶的繁茂，树枝伸展开来，伸向天空，宁静而祥和地与大地和天空连接在一起，你能感觉到能量灌注到你的全身，感到自己是强壮的、安全的、祥和的、温暖的、充满爱意的。通过这样的一些大树的冥想，使自我变得更加稳定，从而激发自己内心的心理灵活性和稳定性，更加有安全感和自我力量，通过类似的这样一些大树的练习，去提高自我成长的能力。

第四节　家庭成员之间的支持和自我保护

每个家庭是一个整体，家庭系统会影响到每一个人，所以家人的支持和陪伴是非常重要的。每个人都需要家人的支持和理解，从而去做一些想做还没有做的事。家庭成员成为彼此的心理治疗师，这是一种比较理想的状况。

创伤形成是有征兆的，比如，感到亲密感有问题，你可能容易发怒，对周围人感到愤怒；感到自己很内疚或者很羞耻，甚至很软弱；甚至有的人会变得愤世嫉俗，而失去生活和工作的边界，甚至感到不够安全。也有一些热线的来电者会说自己的睡眠有问题，最近经常做噩梦，或者说对周围失去信任感。甚至有人说从此世界观和价值观发生了改变，甚至在个人人格方面，对待家人缺乏耐心。这些方面都是卷入的征兆，所以要学会有效地去应对。在应对的时候，改变危险的因素很重要，避免每天暴露在大范围的负面信息之下。

另外，家庭是温暖的港湾，要通过良好的依恋关系，树立信念，巩固和完善自身的一些社会支持系统。比如，在一个闲暇的时间，尝试着跟外界联系，跟自己的朋友打电话，跟自己的亲戚打电话，从而保持一种社会关系的连接，这是很重要的。

此外，要安排充分的休息和娱乐。可以做瑜伽、五禽戏、太极拳等，这样的娱乐活动是有必要的。要定时定量饮食，不管有没有胃口，都要吃一点，同时，也要避免不必要的伤害。如果你的暗示性特别高，尽量少看有关负面信息的报道，只需要每天适时去关注就可以。另外，要尝试去理解和处理一些情绪问题。特别重要的是，在任何时候都要播种希望，希望能够给人带来力量。在必要的时候，也需要主动寻求帮助，现在很多热线都开通了，在情绪特别不稳定，感到自己调控不力的情况下，一定要学会主动地去寻求帮助。

一样的疫情，不同的反应，要承认不同的存在。在疫情下，每个人的反应都可能是不同的。坐在家里的是不同角色的人，所以需要去了解每个人。因为疫情在一起，所以更懂得爱。希望所有的人能够保持敏锐的自我觉察，更好地去应对婚姻家庭里带来的一些问题，建立一种良好的家庭氛围，更好地去教育孩子，更好地跟自己的爱人相处，更好地去平复自己的内心，建立平衡的家庭关系，在家庭当中获得爱与希望。

第六章　公共卫生危机中儿童的心理疏导与保护

2020年2月2日，国家卫健委关于做好儿童和孕产妇新型冠状病毒感染的肺炎疫情防控工作通知中，明确指出儿童和孕产妇是新型冠状病毒的易感人群，要求开展多种形式的健康教育，普及疫情防控知识，指导家长做好居家儿童的防控措施落实。对于家长而言，帮助儿童面对事实，重建自我，减少焦虑、悲伤和恐惧感，并在建立外部支持系统过程当中提供心理支持，保种儿童的心理安全变得尤为重要。

第一节　关注儿童在疫情时期的心理状态

为什么要格外注意儿童在疫情时期的心理状态？相对于成人来讲，儿童更易受到疫情影响。疫情不仅仅破坏了儿童所熟悉的物理环境与人际环境，也破坏了其原本有序的生活节奏与规律。儿童的认知、情感与社会发展还没有完善，任何重大的环境与心理灾难事件都有可能破坏或阻滞其心理或某方面的发育与发展，有些甚至会产生终生的影响，形成心理创伤。

家长要及时关注出现在儿童身上的一些相对异常的情绪、行为、认知上的一些变化。家长要有意识地接收这方面的健康教育，增强对疫情负面影响的缓冲力，及时有效地恢复儿童个体发展的能力。

一、疫情对儿童的影响

1. 疫情改变儿童的生活。

比如，在假期当中，原有的旅游安排被取消，原计划的走亲访友被中断，儿童不能与小区内的伙伴游戏。在这种情况下，儿童可能变得迷茫，变得焦虑，甚至不知所措。这种心理状态持续的时间可能会较长。

2. 儿童更容易受到疫情的伤害。

儿童的认知还不成熟，不能全面客观地去解读当下的舆情，他们的应对能力、应对技能还有所欠缺。在"狼来了"的背景下，可能变得恐慌，甚至害怕，出现无助之感，所以儿童可能更容易受到疫情的伤害。

3. 儿童的身体、心理和社会关系都会受到疫情的影响。

他们的睡眠可能会有变化，生活的节律会有变化，他们可能因周围的环境，变得焦虑，没有信任感，没有安全感；在自我信心建立方面可能受到影响，生活似乎一下子失去了控制，变得无力。

4. 儿童对疫情的特有反应。

在不同的阶段，儿童可能出现的心理反应也会不同。在疫情这样的一个应激的大背景下，儿童可能会出现应激的心理反应，包括创伤的应激症状、抑郁、焦虑、悲伤、恐惧等情绪和心理反应，甚至也可能会出现学习困难、对学习失去兴趣、自我照料能力降低、人际交往兴趣缺失等行为问题。

二、儿童青少年心理危机干预总体原则

1. 尽可能先保证儿童身体和环境的安全，预防潜在的危害。

要告诉儿童出门要戴口罩，要常洗手，及时按时地做一些保持健康的行为，保证身体和环境的安全，预防潜在危害。

2. 提倡尽量由家人或者熟悉的人来照料这些儿童。

这样可以尽早为儿童提供熟悉的生活环境。

3. 鼓励儿童以习惯的方式表达他们的经历、想法及情感体验。

面对疫情，有些儿童是不愿意谈这些故事的，他们也许会说几句，但是不能全面客观地去告诉我们正在发生什么，他们的感受是什么，这一点需要特别注意。要鼓励他们表达他们的经历和体验，尤其是情感体验。

4. 成人的反应也会影响儿童。

家长或者照顾者要注意自己的行为，在日常生活当中，要保持规律的作息，在合适的时间适度地告诉儿童疫情的情况。有些家长自身出现行为反应或者情绪反应的时候，需要及时地调整，给予儿童以积极的影响。

5. 成人应该充分考虑儿童对媒体报道的不同反应，并给予适当的引导。

有些孩子现在有手机，可能时时刻刻关注疫情的变化，这对儿童的影响是非常大的。所以建议家长提醒儿童在适当的时间适时地关注疫情的变化，不需要时时关注，这一点特别重要。

6. 儿童过度焦虑和恐惧的心理反应。

如果这些情况持续存在，并且程度严重干扰到儿童的生活、学习和社会功能的时候，儿童就要及时接受专业心理卫生工作者的干预。有一些高校和精神卫生中心都开展了心理咨询热线，可以寻求有关这方面的信息，给予儿童必要的帮助。相比较而言，疫情或灾难给儿童带来的心理创伤更为严重。如果不能进行有效的心理危机干预，在儿童以后的成长发展过程当中，出现焦虑、恐惧等心理问题的概率会提高。

第二节　帮助儿童走出内心的焦虑

1. 对儿童的认知进行调整和改变。

家长要注意，要引导儿童敞开心扉。要告诉儿童，疫情是暂时的，人类一定会战胜它。通过讲故事或者叙事的方式，让儿童告诉我们到底发生了什么，听到了哪些信息，看到了哪些信息，信息途径来源于哪儿，是否准确、是否清晰。要告诉儿童，要保证信息的准确和清晰，从正规的官方的渠道来获得准确的信息。

2. 引导儿童，观察他的反应是怎样的。

家长要观察儿童行为上有什么反应。比如，学习上有什么变化，是否会受到疫情的影响，情绪上有什么反应，是否感到焦虑。如果这些反应适度的话，那么不需要过多的关注，因为大多数人在面对疫情的时候都可能紧张、焦虑，甚至也会恐惧，出现这些反应是正常的。如果不是过度的焦虑、紧张和恐惧，那么不需要额外关注，知道这是正常的反应就可以了。

如果儿童的反应过度，家长就要寻求专业的心理帮助。这次疫情对儿童到底意味着什么？有些儿童会说，不能出去玩了，不能到亲戚家去了，不能到姥姥家去了，不能到姑姑家去了，不能去培训班了，等等，这样的一些信息可能会让儿童感到很气馁，不知所措。在这个时候，家长要引导儿童辩证地看待疫情，因为虽然有所损失，但同时也有一些收获。比如，增加了在家里跟父母相处的时间，跟父母玩起了很久以来没有玩的游戏了，可以在父母的指导下写作业了，同时学校老师也开网课了。

3. 引导儿童进行行为的调整。

改变儿童的认知、需要、行为方式、表达方式应尽量以互动的方式进行，从儿童的视角看一看儿童到底需要什么，站在儿童认知水平来处理问题。

着陆技术在平常应用中，可以应用于适龄儿童。着陆技术有很多变通的方式，如让儿童唱童年的歌谣、喜欢的歌曲，或者让儿童做一做游戏。可以通过数数，看一些实实在在的物品，说出它的大小、方位，怎样放置等这样的一些日常、可观察到的内容。

放松技术，可以跟儿童一起做深呼吸训练，跟儿童说，来做深呼吸的训练，好吗？深深地吸一口气，憋住一会儿，然后慢慢地把它呼出来。尽量以互动、儿童可以接受的方式来进行。

可以让儿童画一幅画，反映他体验到的情绪和感觉。在儿童画完画讲故事的过程当中，容许儿童表达自己的情绪，表达在疫情下涌现出的一切景象，认真地跟儿童分享他的话。同时也可以做一些放松的训练，如呼吸放松训练，采取腹式呼吸的方法，让儿童感到放松。同时也可以在网上获得一些冥想的资源，家长和儿童一起进行正面的冥想。

儿童不懂得区分真实与幻想，也不懂得什么是虚构，什么都看作是真有其事。所以在日常生活当中，要简单且直率地告诉他什么是好，什么是坏，要做好的事情，不做坏的事情，做好事可以考虑给予一些奖励，做不好的事会给予处罚。可以进行角色扮演，通过家长和儿童的互动，教会儿童如何去做。比如，家长扮演普通人，儿童扮演医生或者护士，设定医院场景——医生要教普通人如何戴口罩，活动目的立刻凸显，让儿童学会戴口罩的技能。

家长千万不要督促、催促儿童，让他们去做一些勉强，不能完全自我控制的事情，尽量少用叫骂或者处罚的方式来处理，要在轻松的氛围当中，让他们去学会某种行为，顺其自然。每次训练完成以后，要给予适当的夸奖，如你戴口罩很好看，赞美在行为训练中很重要。

4.引导儿童进行情绪管理。

在疫情发生以后，每个人的情绪都会发生变化。要用正常化的方法来理解正常人群对于疫情这一非正常事件的正常的反应，从而减轻焦虑和恐惧。

如何舒缓家长带给儿童的紧张情绪？怎么能更好地通过和儿童互动，让儿童放松？家长改变，儿童就会改变。在改变的时候呢，也要学会鼓励、赞美和认同。家长要学会调整自己的情绪，然后儿童就会观察到，爸爸妈妈这样做了，我也要会这样做。面对疫情，家长切记不要慌张，做好自身心理预防的同时，也要帮助儿童做好心理预防，避免自己的情绪传染给儿童，让儿童卷入进来。趁有时间，多和儿童增进彼此之间的了解。

在跟儿童沟通时，提倡平等对话，注意非言语信息的运用，去理解儿童的要求背后真正需要的是什么。在沟通当中，少一些教训和唠叨，用变通的方法去和儿童沟通。儿童比你想象中敏锐，尽量减少打断儿童或者不让儿童说话这样的情况，或者讥笑、嘲讽儿童，增加认真沟通的频率。

5.家长的贴心陪伴。

（1）要保持平常的作息。因为疫情，很多家庭生活作息变得混乱，晚上晚睡，早上晚起，儿童也一样，建议恢复正常的作息时间，让生活回到可以控制的轨道当中，来增加生活的控制感。

（2）要适当适时地跟儿童解释疫情的信息。要注意信息的更新和准确性，儿童已经通过各种途径收集到了大量的信息，家长在解释信息的时候，如果解释得不清楚，甚至在这个基础上再进行狂轰滥炸的话，可能也会对儿童产生影响，所以要注意适时和适当地告诉儿童一些信息。

（3）要认真听儿童心声。倾听是一种非常重要的心理学技术，关键是用心。在倾听的时候要始终保持敏锐的觉察，倾听到儿童真正在表达什么，清楚地了解儿童的真实的想法。

（4）家长一定要保持情绪稳定。家长要稳定情绪，对生活抱有希望和乐观心态，相信疫情一定能够战胜。及时调整，避免自己被过度地卷入。希望所有受到伤害的、过度卷入的儿童，都能够得到适当的心理支持和保护。

第七章　社区焦虑及相关障碍的防治与干预

第一节　焦虑及其影响因素

　　焦虑性神经症简称焦虑症，以广泛、持续性焦虑或反复发作的惊恐不安为主要特征的神经症性障碍，常伴有植物神经症状和运动性紧张。焦虑是人们经常体验到的一种情绪状态，尤其是在生活节奏不断加快的当今社会，越来越多的人体验到这一情绪，通常情况下与精神打击以及即将来临的、可能造成的威胁或危险相关联。个体在体验到焦虑时会感到紧张、不愉快，甚至痛苦以至于难以自制，严重时会伴有植物性神经系统功能的变化或失调。焦虑是一种常见的负性情绪状态。

　　焦虑形式来源于各种不同的经历，包括对于正确或错误的信息进行学习，以及直接经历真实或者感知到的创伤，长期的状态下发展成目前的行为模式，女性患病率明显高于男性。

　　焦虑相关障碍越来越普遍地影响着人们的生活，大约60%的精神疾病患者是由社区医生初诊，其中最常见的就是抑郁和焦虑，大约有11%的患者第一次就诊的主诉是焦虑。但是在社区初诊的患者有6%～10%的患病率。有研究显示，超过25%的人群在他们生活的某一段时间曾经历过焦虑

（Kessler，2005）。高考的学生在高考前会经历焦虑情绪，毕业班的学生在毕业前会经历焦虑情绪，应聘者在面试之前也会体验到焦虑，有些个体会因为焦虑情绪而影响到他们的正常发挥和表现，这给他们自身和社会都带来了巨大的经济和情感损失。焦虑使个体更难以从经历的负性事件中走出来，对临床焦虑病人的研究也发现，焦虑病人对消极刺激具有敏感性。

学习焦虑的影响因素主要包括学习者因素、教师因素、平台因素及交互因素。社交焦虑受到家庭教养、社会支持和个体特征等多方面因素的影响。考试焦虑水平与人格有显著相关性。海情等人（2010）的研究整合了环境因素、人格因素及应对方式等方面对特质焦虑的影响。周永安等人（2013）的研究发现，生理缺陷、倾诉、社团成员身份、生活是否规律、身貌、专业、学校满意度是影响特质焦虑状况的因素。

一、个体的早期经历对焦虑的影响

童年经历和家庭环境是影响个体人格形成及心理发展发育的重要因素，与个体人格性格的发展有重要作用。焦虑产生的原因有各种方面，往往家庭环境和早期创伤对个体的影响较深。探讨早期创伤和家庭环境对焦虑患者的影响，从而对患者进行有针对的心理干预，促进神经症患者心理的成长。早期的创伤经历如果不能得到很好的弥补和缓解，就可能成为困扰个体一生的心理隐患。因此，越来越多的研究关注童年期创伤经历在个体发展过程中的作用。童年期创伤经历是反社会人格障碍的危险因素，与青少年抑郁障碍发病有关，对神经和心理正常发展具有损害危险。

弗洛伊德对创伤的一个定义是"童年早期经历的事件，青春期后经历的事件及后期经历事件触发的对早年事件的记忆。"创伤是个体在人生发展过程中如童年期、青春期和成年期所经历的事件触动并引发了对早年事件的记忆。因为角度不同，对心理创伤的理解也不一样，目前大家比较认可的是《美国精神障碍分类与统计标准》第四版（DSM-IV）对心理创伤的定义："心理创伤是身处威胁性环境因素与个体防御机能之间失衡的经历，伴随着无助和无法预料感，并因此持久地对个体自身及其周围世界的理解产生动摇作用。"

有人提出，童年期创伤经历是指个体早期经历的超出其承受能力的事件，使个体的身心健康、社会功能、生活方式和理智受到冲击。唐颂亚对童年期创伤与反社会人格障碍的关系进行了总结，其中童年期虐待可以作为反社会人格障碍的预测因子。然而，随着儿童虐待与忽视研究的不断发展，越来越多的研究者发现，心理虐待不仅可与身体虐待、性虐待共存，还可能作为一种独立的虐待方式发生在家庭之中。这种共生性、独立性及发生的普遍性，使得这一概念具有被单独讨论的必要性。王敏（2015）研究了焦虑障碍患者的依恋模式，其依恋类型多为不安全型。研究表明，遭受躯体虐待的个体会表现出较多的外化性问题，而躯体或情感忽视更容易导致更多的内化问题，如不能控制情绪，易出现焦虑、抑郁等负性情绪，面对刺激事件时容易感到无助。

程文红、刘漪、范娟等人（2007）的研究表明，童年创伤与青少年抑郁障碍发病有关。张天宏、肖泽萍和王兰兰（2007）的研究显示，童年期虐待与反社会人格障碍倾向的联系更为紧密。陈昊思、于佳、陆安琪等人（2012）的研究表明，大学生过激行为或该行为倾向于其童年期和青少年期的创伤经历存在显著相关。张芳、刘文敬、程文红等人（2017）的研究发现，有创伤经历者有更高的焦虑和抑郁检出率。

情感忽视是特质焦虑的重要预测因素，不仅直接影响特质焦虑，而且通过自尊、确定控制感、神经质对特质焦虑产生间接效应。受父母情感虐待的大学生成年后生活意义感、安全感较差，焦虑症状明显。儿童期创伤中的情感虐待、情感忽视和躯体忽视与特质焦虑具有显著相关。情感虐待、性虐待是导致成年患社交焦虑障碍的重要因素。焦虑与童年期创伤经历具有一定的相关性，但是更多的研究倾向于描述状态焦虑或者特质焦虑与童年期创伤的关系，并未总体地描述焦虑与童年期创伤经历的关系。

二、家庭环境对焦虑的影响

家庭环境是指在家庭情境中影响家庭成员健康发展的各种事物的总和，包括生理、心理和社会适应等方面的健康发展。英国心理学家弗农最早提出了家庭环境这一概念，他认为家庭环境是为受教育者提供的学习环境和学习条件等物质条件的总称，包括家庭的经济状况、学习场地、学习材料和生活保障。家庭环境有广义和狭义之分。家庭里各种各样的条件总和是其广义的定义，包括家庭的自然环境、家庭的社会环境和家庭的精神环境。狭义的家庭环境是指家庭成员教育活动以外所形成的影响个体发展的因素，主要包括物质环境、文化环境和心理环境。其中家庭的物质环境是指家庭的经济收入状况、居住环境和日常生活设施等；家庭的文化环境是指家庭的生活方式、文化设施和价值观念等；家庭的心理环境是指在生活中逐步形成的感受、态度和情绪等的总和。

父母的情感温暖、理解是子女正常发育的重要条件。家庭因素对子女的心理健康水平、人格发展有着极其重要的影响和作用。家庭是社会支持的重要基础，也是精神刺激的重要来源。家庭成员之间公开表示愤怒、相互攻击、矛盾重重，有脱离常规的道德观或墨守成规、追求完美，容易造成子女心理冲突，形成做事犹豫不决、过于拘谨的个性，不利于其个体独立性和社会化的顺利发展。对单亲家庭初中生的研究发现，在家庭环境方面，情感性与心理弹性具有显著正相关，情感性对心理弹性有一定的预测作用。家庭环境量表中的矛盾性维度与抑郁总分存在显著正相关，而亲密度、娱乐性和组织性、情感表达三个维度与抑郁总分存在显著负相关；自尊与家庭环境中的亲密度、成功性、知识性、娱乐性和组织性维度存在显著正相关，而自尊与矛盾性维度存在显著负相关。

潘彦玛（2017）的研究表明，亲密性、组织性是焦虑症状的保护因素，矛盾性、控制性是焦虑症状的危险因素。症状自评量表SCL-90中的焦虑因子与亲密度、情感表达、矛盾性、组织性四个因子均具有显著相关关系，其中亲密度因子、组织性因子与焦虑因子存在显著负相关，矛盾性因子与焦虑因子显著正相关。

针对焦虑，人本主义心理学派认为，引发焦虑问题的是在个体的成长和发展过程中受阻或者缺乏觉知，其干预策略倾向于病人或来访者存在和成长的过程相接触，促进内在体验的觉知和表达。来访者具有自己的资源，是自己心理问题的专家，也是自身心理问题自我发现的专家，干预和辅导可以促进个体对体验的新的解释和故事架构，而在关系的建立方面，有助于来访者面对自身消极的价值感以及否定自身潜能的早期经验的父母关系。在咨询过程中，咨询师能够觉察来访者的情感能力，将会帮助咨询师对来访者的体验有更好的理解和接纳。而在我——你关系中，心理咨询师在咨访关系中是真实的自己，而不是隐藏在专业角色之后的透明的人。

奥地利心理学家弗兰克尔在《活出生命的意义》中提出了矛盾意图的技术，并通过矛盾意图进一步看到症状的循环，被诱发、引起和强化。他说，恐惧使人们感到害怕，并且避开以防止恐惧；焦虑成为焦虑的焦虑，由此进一步诱发不希望的症状。通过这种技术，实现"风吹走了焦虑的航行"。

同样，音乐治疗同样经常用于焦虑的咨询。咨询师使用音乐作为对话工具，鼓励来访者表达其所思所想，或表征困扰其心理问题的方式，表达他们如何在音乐里感受、思考和行动。

第二节　神经症患者焦虑及干预研究

一、早期创伤、家庭环境对神经症患者焦虑状况的调查研究

1. 研究对象与研究方法。

采用问卷调查法，在某精神卫生中心选择230位年龄为18岁～50岁的神经症患者作为研究对象，发放问卷230份，回收有效问卷191份，有效率83.04%。其中，男性78人，女性113人，来自城镇的共有56人，来自农村的共有135人；有21人是独生子女，170人是非独生子女。调查者将童年期创伤问卷、家庭环境量表以及状态特质焦虑问卷打印并装订成册，发放问卷，统一指导语，进行测验，测验一般在30分钟内完成。测试结束后当场收回问卷，并检查问卷的完整性和有效性。

2. 研究工具。

（1）童年期创伤问卷（CTQ-SF）。

问卷包括五个分量表：情感虐待（Emotional Abuse）、躯体虐待（Physical Abuse）、性虐待（Sexual Abuse）、情感忽视（Emotional Neglect）和躯体忽视（Physical Neglect），共28个条目，每个分量表含5个条目，每个条目采用5级评分（1，2，3，4，5，分别表示从不，偶尔，有时，经常，总是）；其中第2，5，7，13，19，26和28题反向计分，每个虐待分量表评分5～25分，总分25～125分。回顾性自评问卷手册将被试于分量表中任何一项满足情感虐待≥13，躯体虐待≥10，情感忽略≥15，躯体忽略≥10，性虐待≥8均视为中重度童年创伤者；而被试同时满足各分量

表情感虐待<13，躯体虐待<10，情感忽略<15，躯体忽略<10，性虐待<8则视为不伴有任何形式的童年创伤者。

（2）家庭环境量表中文版（FES-CV）。

此表由费立鹏等人于1991年在美国心理学家莫斯编制的家庭环境量表（FES）的基础上修订改写而成。该量表含有10个分量表，分别评价10个不同的家庭社会和环境特征：亲密度，情感表达，矛盾性，独立性，成功性，知识性，娱乐性，道德宗教观，组织性，控制性。量表具有较好的效度和重测信度。但在内部一致性信度上有一定的问题。亲密度、矛盾性、知识性和组织性4个分量表的内部一致性信度较高，成功性、娱乐性和控制性3个分量表的一致性稍差，独立性、道德宗教观和情感表达3个分量表的内部一致性信度很差。

（3）状态–特质焦虑问卷（STAI）。

状态焦虑（State Anxiety）是描述一种不愉快的情绪体验，如紧张、恐惧、忧虑和神经质，伴有自主（植物）神经功能的亢进，一般为短暂性的。特质焦虑（Trait Anxiety）则是用来描述相对稳定的、作为一种人格特质、具有个体差异的焦虑倾向。这一量表由美国心理学家斯皮尔伯格等人编制，旨在为临床医学家和行为学家提供一种工具，以区别评定短暂的焦虑情绪状态和人格特质性焦虑倾向，为不同的研究目的和临床实践服务。共有40个项目，第1～20项为状态焦虑量表（S-AI），主要用于评定即刻的或应激情况下的状态焦虑。第21～40项为特质焦虑量表（T-AI），用于评定人们经常的情绪体验。该量表特别适用于焦虑症者，它是一种自我评定的量表，有较好的信度和效度。

3.结果。

性别、生源地与焦虑总分无区别（$p>0.05$），但从平均值来看，男性比女性的焦虑水平高，农村比城市焦虑水平高，说明虽然性别和生源地与焦虑均没有区别，但还是有差异，是否为独生子女与焦虑总分有区别（$p<0.05$）。

性别、是否独生在与家庭环境量表的各个维度上无区别（$p>0.05$），生源地在成功性、道德宗教观和控制性上有区别（$p<0.05$），在其余维度上无区别（$p>0.05$）。

被试情感虐待极大值<13，说明所有被试在童年时期受到的情感虐待不构成童年期创伤。躯体虐待极大值<10，说明所有被试在童年期受到的躯体虐待童年期不构成创伤。情感忽略极大值≥15，说明有被试在童年期受到的情感忽略构成童年期创伤。躯体忽略极大值≥10，说明有被试在童年期受到的躯体忽略构成童年期创伤。性虐待的极大值<8，说明所有被试在童年收到的性虐待不构成童年期创伤。在家庭环境量表的各个维度中，成功性、道德宗教观和组织性均值较高，亲密度、情感表达、独立性、文化性、娱乐性、矛盾性和控制性的均值较低。

童年期创伤中的情感虐待（$p<0.05$）、躯体虐待（$p<0.05$）、情感忽略（$p<0.05$）、躯体忽略（$p<0.05$）和性虐待（$p<0.05$）与焦虑均有显著相关，且呈现正相关。情感虐待、躯体虐待、情感忽略、躯体忽略和性虐待得分越高，焦虑得分越高。

家庭环境量表各个维度中的亲密度、情感表达、成功性、娱乐性在0.01水平上与焦虑有显著相关性，呈负相关，亲密度、情感表达、成功性、娱乐性的得分越高，焦虑得分越低；道德宗教观在0.05水平上与焦虑有显著相关性，呈现负相关，道德宗教观得分越高，焦虑得分越低；矛盾性和控制性在0.01水平上与焦虑有显著相关性，呈正相关，矛盾性与控制性的得分越高，焦虑水平得分越高。

4.讨论。

童年创伤和家庭环境的某些维度对神经症患者的焦虑水平有一定影响。童年期创伤，包括童年期虐待、功能不良的家庭因素及其他创伤性社会生活事件等，是形成反社会人格障碍的重要因素。童年期的创伤经历对个体的心理发展具有显著影响。家庭环境是个体最先接触的外环境，因此，家庭环境更易影响个体心理的生长发育。在对神经症的焦虑进行治疗干预时，应注意患者童年期创伤和家庭环境这两方面原因。

由研究结果可知，早期创伤的各个维度在焦虑上有显著正影响，童年时期遭受的情感虐待、躯体虐待、情感忽略、躯体忽略和性虐待都会在未来造成不可逆的影响，不同的虐待形式可能对个体产生不同的影响，并且在形成不同的症状中起到不同的作用。童年期遭受的创伤越大，那么未来的焦虑水平就会越高。这可能是由于童年时期的虐待会影响个体心理的发育发展，心理承受能力脆弱、心理发育不健全则会导致个体在未来有可能会出现焦虑状态。

研究发现，家庭环境和父母教养方式可能是焦虑等心理疾病产生的原因之一。童年经历和家庭环境是影响个体人格形成及心理发展发育的重要因素，对个体人格性格的发展有重要作用。童年时期受到什么样的待遇会直接反映在未来的成长中。

儿童早期经历的一些创伤对个人人格发展影响远远超出其他年龄段，这个时期身体或者精神受到创伤的个体的认知能力对比没有经历过这些事情的差。早期创伤经历和内外向人格维度以及精神质人格维度存在相关。因此，人在童年时期的经历是尤为重要的。

亲密度越高的家庭，家庭成员有焦虑的情况越少，说明在一个家庭中亲密度极为重要。家庭成员彼此之间的亲密度也决定了在家庭中家庭成员之间的相处。矛盾性和控制性越高的家庭，家庭成员有焦虑的情况越多。自尊与家庭环境中的亲密度、成功性、知识性、娱乐性和组织性维度存在显著正相关，而自尊与矛盾性维度存在显著负相关。

因此，要重视家庭环境，重视家庭教育，父母在家庭教育中是极为重要的一部分，家庭环境会影响性格和人格的形成，对人的成长有至关重要的意义。

5. 小结。

童年期创伤和家庭环境对神经症患者焦虑有影响，呈正相关，童年期受到创伤越多，焦虑水平会越高。因此，要保护儿童和青少年的心理健康，避免在童年时期受到创伤。家庭环境量表中的矛盾性和控制性对神经症患者的焦虑有影响，存在负相关。因此，在平时与家庭成员相处时应多注意减少矛盾，如果有无法避免的矛盾，那么应找到合理的方式化解矛盾。

个体的心理问题可从其家庭环境和早期童年经历中得出原因，个人的心理问题与家庭环境、早期童年经历密不可分。童年时期的创伤或不良的家庭环境易导致个体出现心理问题，焦虑往往是心理出现问题的最直接的表现形式。通过研究神经症患者的早期创伤和家庭环境，对神经症患者进行更好的心理干预，有助于其身心康复。

二、团体咨询对焦虑障碍患者焦虑的干预研究

团体心理咨询是一种在团体情境下进行的心理咨询形式，包括结构式团体咨询、半结构式团体咨询和非结构式团体咨询。已有研究发现，阅读疗法对焦虑有重要作用。健康教育对神经症患者的焦虑抑郁情绪有积极影响，可有效减轻患者焦虑、抑郁程度。叙事团体能有效缓解团体成员的社交焦虑水平，提高人际自信心。乳腺癌患者的手术治疗结合团体心理咨询进行治疗，能够有效缓解患者的焦虑以及抑郁情绪，有利于提高患者的生存质量。团体心理干预可改善社区更年期妇女的睡眠质量。同质团体的心理干预能够起到更好的疗效。在团体中，成员的相似性更能够预测共情水平。作为个体在成长和发展过程中表现出来的一种积极心理状态，积极心理资本与焦虑、敏感、负性情感、情感平衡等都有显著相关；提高心理资本对于社交焦虑的干预和心理健康教育的实施具有重要的意义。

另外，心理剧也是一种比较典型的团体心理咨询技术，是一种在舞台上外化内部世界的技术。目的是通过行动和对话揭示潜意识中的材料，提升来访者对情景的领悟，演练新的行为。来访者作为戏剧中的主要人物，可以从团体中选择其他成员扮演自己生活里的重要他人，团体领导者作为导演，提供指导和线索。来访者在安全的氛围中重新体验过去的情境，并且演练新的不一样的行为，从而缓解自身成长中的焦虑、恐惧、强迫等症状。

可以通过对焦虑障碍患者同质团体的成长性团体心理咨询，了解不同干预阶段患者的焦虑及积极心理资本的动态变化，并通过团体疗效因子的评估，评定团体干预的疗效。

1. 研究对象与方法。

本研究按照焦虑障碍患者的诊断标准，从某精神卫生中心心理咨询中心门诊选择无药物治疗志愿者22人作为研究对象，患者及其家属知情同意，签署团体工作协议书。其中4人中途脱落，完成全程干预18人。年龄为18～50岁。

在咨询师的带领下对研究对象进行团体心理干预，分为两个小组进行活动分享，每周一次，共七次。分别在干预前、第三次、第五次、第七次团体干预后发放状态-特质焦虑问卷，干预前和第七次干预后发放积极心理资本问卷，第三次和第七次干预后发放团体疗效因子问卷。所得数据运用SPSS 22.0统计软件进行描述性统计、配对t检验、重复测量方差分析。

2. 研究工具

（1）状态-特质焦虑问卷。

该量表为自评量表，共40道题目，分别描述状态焦虑和特质焦虑；状态焦虑量表包括第1～20项，描述正负性情绪的条目各为一半。状态焦虑指一种通常为暂时性的、由特定情境引起的不愉快的情绪体验。特质焦虑量表包括第21～40项，其中11项描述负性情绪，9项描述正性情绪，特质焦虑通常指一种相对稳定的人格特质。

STAI采用4级评分（S-AI：1完全没有—4非常明显；T-AI：1几乎没有—4几乎总是如此）。该量表可用于个人施测也可用于集体测试，初中及以上文化水平均可接受测试。该测试没有时间限制，一般10～20分钟可完成。

（2）积极心理资本问卷（Positive Psychological Capital Questionnaire，PPQ）。

积极心理资本问卷由张阔等人（2018）编制，采用7级评分（1完全不符合—7完全符合），包括自我效能（1，3，5，7，9，11，13）、韧性（2，4，6，8，10，12，14）、希望（15，17，19，21，23，25）和乐观（16，18，20，22，24，26）4个因子，共26个项目，其中5项（8，10，12，14，25）为反向计分。量表得分越高，表示受试者的正向心理能力越强。PPQ具有良好的信效度。

（3）疗效因子问卷（Therapeutic Factors Inventory—14，TFI—14）。

疗效因子问卷，是由张娜等人（2013）对疗效因子问卷—简短版（TFI—23）进行修订的14条目版本。TFI—14采用7级评分（1完全不赞同—7完全赞同），共包含4个疗效因子：希望重塑（1、4、7、12）、安全情感表达（2、8、13）、关系影响的觉知（5、9、11、14）和社交学习（3、6、10）。得分越高，代表团体成员对该疗效因子的感知越高。平均分>4（中立）则说明此阶段团体该疗效因子出现。TFI—14具有良好的信效度和灵敏度，可以较好评估团体心理干预的疗效。

3.团体心理干预方案（见表7.1）。

表7.1 团体心理干预方案

次数	第一次	第二次	第三次	第四次	第五次	第六次	第七次
辅导主题	有缘来相会	我的真样子	走进家庭	珍惜当下，笑对人生	人际关系探索	天生我材必有用	有缘再相聚
核心体验活动	1. 热身游戏：大风吹、快枪手 2. 握手相遇：在一分钟内眼尽量多的人握手，一分钟结束后，跟其交流一分钟，重复五轮 3. 建立团体契约	1. 说句奉承话 2. 20个"自我"	1. 清扫"亲情垃圾" 2. 给家人×××的一封信	1. 生命线 2. 左右脚	1. 搭塔 2. 朋友拍卖	1. 我的"角落" 2. 价值拍卖	1. 心有千千结 2. 背上留言 3. 分享收获与感受
辅导目标	1. 引导组员相互认识，消除组员之间的隔阂，增进熟悉度，营造开放自在的团辅氛围 2. 签订团体契约，讲明团体规则，明确各成员参与目标	1. 帮助组员发掘自身和他人身上的优点，学会表达对他人的欣赏和赞扬，提高自信心 2. 引导组员对自我进行探索，挖掘潜能，展现优势，承认限制，扬长避短	1. 引导组员疏导认识与亲人之间的情绪，修通未解决的情结，帮助组员正确营造良好家庭关系 2. 引导组员进一步梳理亲情关系，引导组员"爱要勇敢表达出来"	1. 引导组员对自我进行深刻的认识、觉察、反思，正确认识生命中的"伤"，培养积极乐观的态度 2. 引导组员学会选择、珍惜，适现在拥有，合自己的才是最好的	1. 引导组员感爱团体智慧、学会找准自己在团体中的定位，能够承受失败 2. 帮助组员反思自己人际关系，厘清更愿意和什么样的人做朋友，以及如何更好处理人际关系	1. 引导组员思考对自我理想和目标的探索、价值的选择和结果的关系 2. 引导组员反思自己的价值观念、体验和澄清自己的人生态度，学会取舍、承担，珍惜和感恩	1. 体验团队合作的真谛和力量，感受集体的力量，体验遇到困难不轻易放弃，坚持到最后的胜利 2. 引导组员更完整地认识自我，培养正确看待他人和感看待他人价值和评价

4.结果分析。

（1）干预不同阶段状态和特质焦虑测量差异比较。

在对研究对象进行的七次团体干预的过程中，通过对来访者干预前、第三次、第五次与第七次四次测量分数进行重复测量方差分析，研究对象的总焦虑（F=49.711，$p<0.01$）、状态焦虑（F=50.976，$p<0.01$）与特质焦虑（F=37.510，$p<0.01$）水平的变化均达到显著水平，焦虑水平随团体进程呈下降趋势。

（2）干预前后积极心理资本差异比较。

对调查对象在干预前与第七次干预后分别进行了积极心理资本问卷调查，对前后数据进行了配对样本t检验分析。由表7.1可知，在干预前，研究对象的心理资本得分普遍偏低，其中韧性因子平均得分最低。经过干预后，积极心理资本的总分（$t=-4.370$，$p=0.001$）和自我效能因子（$t=-1.829$，$p=<0.01$）、乐观因子（$t=-5.518$，$p<0.001$）、希望因子（$t=-2.791$，$p<0.05$）三个维度均提高，只有韧性因子维度在干预前后的差异无统计学意义。

（3）积极心理资本与焦虑的相互关系。

在干预前，焦虑和积极心理资本整体呈显性负相关（$p<0.01$），其中特质焦虑和状态焦虑分别同积极心理资本负性相关性显著（$p<0.01$）。积极心理资本的四个因子中，韧性因子与焦虑的相关性最强（$r=-0.825$，$p<0.001$），说明在研究对象的焦虑情况较严重时，个体在面对生活中的逆境挫折时适应能力较差；自我效能因子与焦虑相关不显著，说明个体在执行特定的任务时，对自己在多大程度上能够获得最终的成功所抱有的信心与焦虑状况没有显著关系。在团体干预后，总焦虑、特质焦虑与状态均仍与积极心理资本呈显性负相关，因为研究对象的焦虑状况明显改善，因而说明研究对象的积极心理资本也显著增强。在干预过后，希望因子同总焦虑的相关性不显著（$r=-0.390$，$p>0.05$）。在积极心理资本的四因子中，特质焦虑仅与乐观因子呈显性负相关，状态焦虑同自我效能和乐观因子的负相关性显著。

（4）中后期团体疗效因子的状况。

因子平均分>4，则说明该疗效因子出现。在团体干预的中后期，希望重塑、安全情感表达、关系影响的觉知和社交学习等四个疗效因子均分都>4，说明在团体治疗阶段这四个疗效因子明显，该团体干预方案比较有效。随着干预次数的增多，疗效因子分均明显提高。对四疗效因子的中后期分数进行配对样本检验，结果发现后期疗效增强显著（$p<0.01$）。在干预中期，各因子数值大小为：安全情感表达因子>关系影响的觉知因子>社会学习因子>希望重塑因子；在干预后期，各因子数值大小为：关系影响的觉知因子>安全情感表达因子>希望重塑因子>社会学习因子。

5. 讨论。

（1）团体中患者积极心理资本的提升对焦虑改善具有正向作用。

研究表明，积极心理资本同焦虑呈显著负相关，即焦虑症状越严重，人们的积极心理资本就越少，正向心理能力就越弱，通过提高人的心理资本可有效缓解焦虑。在该研究中，经过团体干预后，除韧性因子外，其他三个因子均呈现显著性提高，总体积极心理资本提高，这与陈熔宁（2018）对社交焦虑与积极心理资本的研究一致，该研究也说明，团体心理干预可有效提高团体成员的积极心理资本。

在团体干预前后，乐观因子均与焦虑呈显著负相关，焦虑症状越严重，对生活的态度越不积极乐观。通过改善对生活乐观积极的态度，可以有效缓解焦虑。该研究中的回归分析中，韧性和乐观是焦虑的有效预测变量，这和廖峻等人（2019）对大学新生的研究一致，说明提高焦虑障碍患者的韧性和乐观水平能有效缓解焦虑症状。

焦虑障碍患者经过七次团体干预后，总焦虑与状态焦虑与自我效能因子由原来的不显著变为显著。通过团体干预，患者的自我效能提高，状态焦虑改善良好。希望因子与焦虑的关系在干预前后由显著变为不显著，这可能与团体情境的变化有关。希望不仅能够让来访者坚持参与团体活动，而且来访者对咨询的信心本身就具有治疗效果。在干预前，患者对焦虑改善的希望比较高，随着团体的深入开展，希望重塑水平增高。但此时期，患者关注的焦点已转向关系影响的觉知、安全情感表达，对希望重要性的认知产生变化。积极心理资本的四因子中，特质焦虑和状态焦虑均同乐观因子的负相关性显著，这说明乐观既是一种暂时的心态，也是一种长久的人格品质，可以通过培养研究对象的乐观水平，有效改善其特质焦虑。

（2）团体心理咨询能够缓解患者的状态焦虑和特质焦虑。

团体心理咨询能够创造一种安全的心理氛围。通过团体的互动，同质患者的相互支持，患者能感受到自己与别人心理症状的共同之处，与他人开放地分享自己内心最深层的心理困扰。团体中的情感宣泄以及来自组员的完全接纳会使他们的心理产生扰动，从而纠正现实生活中扭曲的人际关系，产生对自身生活和自我概念的新架构。患者能够体验到与以往不同的心理状态，能够在团体中更好地觉察关系的变化，深入探索关于自身人生成长的问题，探索成长中他人的重要影响，从而获益良多，患者的状态焦虑能够较好地得到改善。

作为一种比较持久的人格品质，特质焦虑一般不易改变。但团体提供一种不同于以往的人际关系，患者在情感层面的深层体验中获得认知层面理性认知的修通，并架构解析自己在团体中的行为，从而使特质焦虑显著下降。在本研究中，经过七次团体心理干预后，患者的存在意识发生改变，患者的特质焦虑显著降低。另一方面，患者在长期内处于焦虑状态，团体心理咨询后状态焦虑得到缓解，团体动力也会促进特质焦虑的改善。

（3）团体干预的疗效因子对焦虑症状有良好的改善作用。

常见治疗焦虑障碍的方法包括心理干预、药物治疗、自我治疗及物理治疗等。在个体咨询中，有关焦虑障碍的心理干预比较典型的是对人格冲突的修通和解释。焦虑障碍的个体在成长中往往存在一些未解决的情结，形成内在创伤体验，影响其症状的表现及程度。原生家庭及其成长故事对症状的形成和发展具有重要的意义。而团体心理干预不仅对患者的考试焦虑、就业焦虑，对其病情焦虑以及家属的焦虑等均有显著效果。团体心理干预与药物治疗、放松训练等联合治疗对焦虑还可产生1+1>2的效果，因此这种高效且效果良好的方法非常值得推广使用。

在团体中，原生家庭的矫正性重现、传递信息、利他主义、希望重塑、行为模仿等，都会影响团体的效果。在团体的不同阶段，患者对自身心理困扰的关注焦点会发生变化，干预中期能够进行安全情感表达，而到了干预后期，已经能够转向关系影响的觉知，这是团体干预进程的变化所导致的现象。这可能由于此次团体干预选取的受试的焦虑症状原因侧重于关系问题，包括与父母家人的关系或者与朋友的关系问题，因此在经过团体干预后，关系影响的觉知因子疗效格外显著。

焦虑障碍患者的焦虑状况可以随着团体心理咨询进展的深度而减轻，患者的积极心理资本提高。在团体干预中后期，各疗效因子均分>4，这说明团体心理咨询对焦虑障碍患者的焦虑症状有较好的效果。团体心理干预通过团体疗效因子，既可以消除焦虑症状，又可以使患者获得团体中其他成员情感的支持，通过积极体验，重建其理性认知，发展出有建设性的健康行为。

第三节　团体咨询对社区居民焦虑的干预研究

团体咨询是通过团体内的人际交互作用，促使个体在交往中通过观察、学习、体验，认识自我、探讨自我、接纳自我，调整改善与他人的关系，学习新的态度与行为方式，以发展良好适应的助人过程。团体心理咨询作为缓解社区居民健康、焦虑和自尊问题的最有效的方法，已经在社会普遍推广，起到举足轻重的作用，也渐渐被社区居民所接受。

1. 研究对象。

用随机取样法在某社区抽取40人编为一个小组，以此为研究对象，进行干预前后测调查。前测发放问卷40份，收回问卷38份，有效率为95%。后测发放问卷40份，收回问卷30份，有效率85%。因采用团体心理干预前后对比，故取30份有效问卷。其中男性22人，占总人数的73%；女性8人，占总人数的27%。

2. 研究工具。

（1）健康自测量表（SRHMS）。

健康自测量表由48个条目组成，涉及个体健康的生理、心理和社会三个方面。其中1至18条目组成自测生理健康评定子量表，19至34条目组成自测心理健康评定子量表，35至45条目组成自测社会健康评定子量表。每个条目的理论最高值是10，最小值为0。一般人群生理、心理、社会健康三个子量表分以及量表总分的重测相关系数分别为0.611、0.684、0.788、0.714。SRHMS包含八个因子，具体条目构成如下：身体症状与器官功能（1~7条目），日常生活功能（8~12条目），身体活动功能（13~17条目），正想情绪（19~23条目），心理症状与负向情绪（24~30条目），认知功能（31~33条目），角色活动与社会适应（35~38条目），社会资源与社会接触（39~43条目），社会支持（44~46条目），健康总体自测（18、34、47、48条目）。

（2）焦虑自评量表（SAS）。

焦虑自评量表是用来评估焦虑情绪，由美国心理学家William W. K. Zung于1971年编制。本量表可以评定焦虑症状的轻重程度及其在治疗中的变化，适用于具有焦虑症状的成年人。其评分标准为："1"表示没有或很少时间有；"2"表示小部分时间有："3"表示相当多时间有："4"表示绝大部分或全部时间都有。评定的时间范围是自评者过去一周实际的感觉。如果自评者的文化水平太低，不能理解或看不懂SAS问题的内容，可由工作人员念给他听，逐条念，让自评者独自做出决定。评定时，应让自评者理解反向评分的各题，SAS有5项反向项目，如不能理解会直接影响统计结果。低于50分者为正常，50~60分者为轻度焦虑，61~70分者为中度焦虑，70分以上者为重度焦虑。

（3）自尊量表（SES）。

自尊量表是目前应用最为广泛的测量外显总体自尊的工具，有10个条目，有5个反向积分题；由1~4级评分组成，分别是非常符合、符合、不符合、很不符合；得分越高自尊水平越高。

（4）社会人口学基本信息资料表。

社会人口学基本信息资料表主要包括姓名、性别、出生年月、婚姻状况、文化程度、目前工作状况、职业、家中人口、家庭月均收入等方面。

（5）自编学员评价表。

自编学员评价表是针对学员本次团体心理咨询活动的总体印象和改进空间来编制的，主要包括四个题目，三个客观题，一个主观题。三个客观题为：团体咨询活动的内容印象，备选项包括很好、一般、不好；通过参加本次活动收获，备选项为很大、比较大、一般和没有收获；活动的组织安排，备选项为好、一般、不好。主观题为对活动的意见和感想。此表主要是对团体咨询的效果进行评估的一个侧重点，并为以后的工作提供指导性意见。

3. 研究结果。

健康自测量表中十个因子中的八个因子与焦虑表现出相关，拥有统计学意义。其中，日常生活功能、身体活动功能、心理状态与负向情绪、角色活动和社会适应、社会资源和社会接触以及健康总体自测六个因子与焦虑之间在显著性为0.01时表现出相关性，具有统计学意义；正向情绪和社会支持两个因子与焦虑在显著性为0.05时表现出相关，具有统计学意义。

4. 讨论。

目前，在我国，关于健康状况的调查更多地通过对体制疾病的调查来进行，能顺应生物医学模式向生理—心理—社会医学模式发展，真正反映生理健康、心理健康和社会健康三个方面的调查和报道为多见。随着国际上以自测为主的健康评价方法和手段的推广和应用，SRHMS将得到越来越多国家和地区的应用。

社区居民在干预前后健康水平的差异性主要体现在健康自测量表各因子前后的差异上，其结果表现为日常生活功能、正向情绪、社会资源和社会接触、健康总体自测这四个因子前后具有明显的差异性，说明经历了三天的团体心理咨询，被试在这四个方面有了显著的改善。但是其他六项因子前后并没有发现明显的差异，虽然从各项前后平均分上看出都有好转的倾向，但并不是十分明显，其主要原因可能是三天的团体咨询并不能全面使被试完全解决自己的所有问题，只是心理咨询的一个开始。其次，自身状况与器官功能、自身活动功能、认知功能等都是需要长时间系统修正才可以有所改观，与被试自身也是拥有很大的关系。此次测试，其总分表前后表现出很明显的前后差异，说明大部分被试在此次心理干预中是有好的转变。通过研究发现，整个活动过程中男性的改观要明显好于女性，说明男性具有更好的团体融入性和适应性。

自尊是个体在社会化的过程中形成的，受到家庭、学校以及社会文化等因素的影响。自尊是影响个体社会适应性的核心要素。自尊是个体适应社会文化的机制，是行为的中介，它调节人与环境的关系，并影响人际交往的积极性和主动性。自尊恐惧管理理论强调自尊的目的是减少和缓解焦虑，这正是心理健康的重要保证。

社区居民自尊水平在心理干预前后存在的差异具有统计学意义，干预后的社区居民自尊显著高于干预前的。这可能主要是由于团体咨询过程中积极创造的陌生人之间的自由交流，在交流过程中得到了自己所需要的自我满足感，居民彼此之间由互不相识到三天以后的好朋友、好伙伴，这是一个人际关系质的升华，这个过程也是自尊提升的过程，这可能是自尊水平前后差异明显的一个主要原因。社区居民自尊有显著的性别差异，这与过去的有关研究相一致。在整个团体咨询过程中，男性相对来说要比女性更加活跃，他们获得的关注自然就更多，从而自尊感的获得也就更加容易和有成效。

焦虑来自生活的挫折与冲突，是一种无法直接观察到的情绪反应，是关注临近或预期的事情，强烈地暗示对未来不详结果或后果而产生精神上的烦恼、激动、恐怖和痛苦，是一种危机感。

结果表明，居民焦虑水平在团体咨询前后的差异具有统计学意义，说明此次团体咨询对于改善社区居民的焦虑具有很好的成效。社区居民的焦虑大多来源于他们的工作、家庭和生活等方面，如果长时间积累，得不到排解，可能会带来严重的后果，而我们安排的其中几个活动就是针对自我发泄来设计的，达到疏通的目的。当然，拥有相同困扰的居民在一起相互交流也是一个很好的发泄渠道。

研究显示，健康水平与焦虑之间没有明显的相关性，没有统计学意义，说明健康水平高的人其焦虑水平不一定很低，相反，健康水平很低但焦虑水平不一定很高。焦虑水平与自尊水平之间没有显著性相关，不存在统计学意义，也就是说，焦虑水平人高的人其自尊水平不一定很高，焦虑水平低的人其自尊水平不一定很低。健康水平与自尊之间存在显著性相关，存在统计学意义，健康水平较高的人可能自尊水平也较高，健康水平较低的人可能自尊水平也较低，两者之间存在相关联系。健康水平与焦虑之间、焦虑与自尊之间相关性不高可能是因为他们本身不具有相关性，也有可能是因为本次测试参与人数不足，不能很好地代表所有人的结果。

同时，研究还对健康自测量表中的十个因子分别于焦虑水平和自尊水平做了相关性的研究。结果表明，健康自测总体得分虽然与焦虑水平没有明显的相关，但不能完全否认健康自测量表中的十个因子都没有显著性的相关，其中有八个因子与焦虑水平存在显著性相关。与自尊的相关也是同样的道理。出现此种现象可能有以下几个原因。首先，虽然大部分因子与焦虑水平表现出相关，但另外几项的相关太不显著或基本没有相关，所以总体表现不出相关；换句话说，大部分表现出不相关，但另外一项表现出很强的相关性，所以也就对总体产生了相关影响。其次，本次测验人员较少，可能由于数据不够充分，难以表现出真实的测试水平，导致结果出现偏差。

用自测学员评价表对本次活动效果进行评价。经过后期数据处理，我们可知，有90%的学员认为本次团体咨询活动的内容很好，有10%的学员认为此次活动的内容一般，还有需要改进的地方。通过收集整理意见，可知，学员普遍认为此次团体咨询活动很有意义，他们认识了很多的朋友，增强了他们人际交往能力，寻找到人生的目标，重新认识了现实生活中的自己，从活动中得到了快乐和放松。当然本次活动也有局限性，学员普遍提到的是时间太短，有些学员还没有达到相互认识的程度，活动的场所和内容过于局限等一系列问题。总体来说，三天的团体心理培训取得了较好的成效，学员们的健康水平、焦虑水平和自尊水平得到了很大的改善。

5. 结论。

团体心理咨询对社区层面的心理危机干预可以使广大居民意识到心理健康的重要性；了解自己的心理健康状况；学会有效地积极应对心理危机；科学地与人交流，分享各自的人生经验的方法；保持良好的心理状态和建立健康的社会支持系统。从研究结果来看，团体性的心理干预可以利用更多的社区资源，取得更好的干预效果。社区居民的健康水平在团体心理咨询前后差异具有统计学意义，具体表现在日常生活功能、正向情绪、社会资源与社会接触和健康总体自测四个因子方面，并且男性健康水平的改善明显高于女性。

第八章　消防人员创伤后应激障碍的预防

第一节　创伤后应激障碍概述

消防员是一支执行灭火救援任务的专职人员，属于创伤后应激障碍的易感人群和高危人群。

一、创伤后应激障碍的概念

创伤后应激障碍（Post-Traumatic Stress Disorder，PTSD）是指个体经历、目睹或遭遇到一个或多个涉及自身或他人的实际死亡，或受到死亡的威胁，或严重的受伤，或躯体完整性受到威胁后，所导致的个体延迟出现和持续存在的精神障碍。其临床表现以再度体验创伤为特征，并伴有精神不集中、畏难、紧张、抑郁、焦虑及鲁莽等问题，影响健康。长期处于心理压力状态、长期接触灾难性生活事件容易导致PTSD。其特点是时过境迁后的痛苦体验仍然驱之不去，持续回避与事件有关的刺激，并长期处于警觉焦虑状态。

消防工作具有环境复杂、机动性大、危险系数高等职业特征。基层消防员的工作更是性质多样、复杂多变。除灭火工作外，车祸、救灾等都在其工作范围内，遭遇到创伤应激事件的概率比较高。患有PTSD的消防员情绪多负面，这种情绪状态会对他们的生活、训练、工作、人际关系产生不良的影响。有研究显示，消防员的PTSD的发生率为6.5%~37%。

二、创伤后应激障碍的主要表现

（1）创伤体验频繁：痛苦地、反复地、闯入性地对创伤事件进行重新体验，甚至在梦中反复重现，处于整体的精神紧绷状态。

（2）出现逃避、回避等心理反应：刻意逃避能够引起创伤事件的地点、活动、人物等；努力避免有关创伤事件的谈话等；减弱活动与交往兴趣，出现脱离他人的表现，或对人群与社会交往表现出排斥和陌生感；难以对创伤事件的重要方面及相关细节进行回忆，出现对创伤所伴有的刺激的持久性回避现象。

（3）警觉性增高：睡眠困难，细微声音或响动均能使其保持戒备；情绪不稳定，心理过于敏感，易怒、易激动；注意力分散，难以有效集中。

（4）伴随疾病：创伤后应激障碍还伴有抑郁、高血压、睡眠障碍、消化性溃疡、焦虑、哮喘等身体或精神疾病。

三、创伤后应激障碍发生诊断标准和发生率

PTSD在不同的国家已有了相应的诊断标准，如中国的《中国精神障碍分类与诊断标准》（CCMD-3），美国的《美国精神障碍诊断和统计手册》（DSM-VI），世界卫生组织的《疾病和有关健康问题的国际统计分类标准》（ICD-10）。这些诊断标准不存在本质上的差异。近年来，我国各种灾害频发，直接或间接地将参与救援的主要群体暴露于重大应激源中。他们置于尸体、复杂地理环境和次生灾害中，随时有生命危险，是PTSD出现的潜在高危人群。患PTSD的救援官兵存在躯体化、强迫、人际关系敏感、焦虑、抑郁等心理病理症状，在不同程度上影响着个体的正常生活。研究发现，参加过汶川地震的军校学员半年后仍存在PTSD症状。

第二节 消防人员创伤后应激障碍的影响因素

一、引发消防人员创伤后应激障碍的应激事件

Stearns（1992）从消防员自身因素出发，归纳出五种主要消防职业应激源：（1）灾难现场经常出现的危险以及对潜在危险的恐惧；（2）置身于悲剧事件中，使消防人员有更多接触不幸的机会；（3）角色混淆，对自身的责任、权限及与他人关系不明确；（4）感到无聊与体能缺乏充分运用，久而久之会令人觉得厌烦与无所事事；（5）昼夜轮换工作，破坏自身生物节律，造成饮食与睡眠规律改变。Beaton、Murphy、Johnson、Pike和Corneil（1998）强调危险性事件对消防员的影响，这些应激源主要包括以下几个方面：（1）自身、同事或他人重伤，目击同事死亡，同事死亡（非目击），导致结束自身职业生涯的受伤，同事严重受伤，自身暴露于危险化学品，多于5人死亡的机动车事故，未成年人猝死，有多名烧伤者的火灾事故。（2）看见可怕的受害人：被刺伤的成年人受害者，上吊自杀的人，枪击自杀的人，多名被谋杀的受害者，被家人谋杀的受害者，帮派争斗中的被枪击的受害者，试图自杀或服药过量者，成年人多处受伤且送达医院即刻死亡的情况。（3）为严重伤员提供帮助。（4）自身受到轻微的伤害：工作中肌肉拉伤，脑震荡，肢体骨折。（5）暴露在死亡威胁下：参与救助心脏骤停的病人，长时间施救后死亡的病人等。

笔者从消防员填写的事件中筛选他们遇到的应激事件，并得出给他们带来的影响。从消防员的填写来看，他们所遇到应激事件有以下几种：

（1）抢险救援，如火灾、抗洪救灾；（2）灾难现场，如第一次出警时遇到有人死亡，第一次抬尸体，救援救上来的是死人，化工厂爆炸尸体的味道；（3）无助感，如救援时看到被困人员的无助；（4）家庭和亲人的创伤，如父亲得病、母亲去世、妻子流产；（5）工作情境，如工作不顺、工作失误；（6）生活重大事件，如转业、研究生考试失利。

经历应激事件通常是消极的结果，尤其是对心理健康而言，最主要的后果就是创伤后应激障碍。消防员遇到灾难性事件的概率远高于常人，如白一鹭（2014）总结过消防员所受到的应激事件包括以下几类：处理与职业性质相关的火灾、化学物质泄露等任务；处置和公共财产有关的恐怖袭击、公共卫生安全事件；参与自然地质灾害的救援工作，如地震、洪水。冯跃民和马春鹏（2007）的研究也发现火灾现场、灾害事故都是消防员的心理应激源。消防员所遇到的应激事件除了关于以上内容外，还包括一些家庭和生活创伤。这些创伤同样会影响消防员的心理健康。研究发现消防员PTSD发生率为8.15%，相比于普通人群的4%，消防员的PTSD发生率更高。

二、不同工作类别和工作年限影响PTSD的发生率

调查表明，不同的工作类别在社会支持、事件影响和应对方式上差异显著。其中，供水员、战斗员和驾驶员等直接参与救火救援工作的消防员得到的社会支持要少于其他消防员，这可能是因为直接参与救火救援工作的消防员工作危险且辛苦，压力较大，得到的社会支持达不到他们的心理预期。供水员应对方式平均得分远低于其他消防员，说明供水员相比于其他消防员来说，采用的积极应对方式更少，可能是因为供水员面临火灾时心理、情绪等会受到影响，不知如何排解时，采用的消极应对方式会较多。在PTSD方面，供水员的PTSD得分最高，可看出直接接触火灾的消防员患病概率要大，所以要特别关注他们的心理健康，预防PTSD的发生。

部分心理学家通过对灾后消防救援人员的研究结果分析认为，从事

消防工作的年限越长，患PTSD的概率越大，因为应激源的刺激强度、创伤暴露的强度和时长是PTSD重要的预知因素。工作年限在三年以上的消防人员受到应激事件的影响最为严重，同时PTSD的得分也最高，但创伤后成长得分并不是最高。印证了工作年限对于创伤后应激障碍的患病率有一定影响，也反映了当有患PTSD的可能时，通常创伤后自我成长水平偏低。

工作年限在半年以下的消防员得到的社会支持相比于其他年限的较少，可能是不适应消防生活，得到的社会支持达不到心理预期，可能与此时期的心理状态、技术能力有关。工作年限在一年以内的消防员应对方式得分较低，可能是刚入伍，面对问题时更多的是逃避。李洋、彭丽华和陈雅儒（2011）对灾后消防救援人员的研究认为，服役年限越长，患PTSD的可能性越大，因为创伤暴露的强度和时程是PTSD重要的预知因素。Nemeroff（2006）的研究认为工作年限能够反映创伤暴露的强度和时程。工作半年以下的消防员受到事件影响最严重，同时PTSD得分也最高。一般认为是由于工作年限短的消防员的救火经验少，对应激事件没有适应，所以易受到事件影响，周喜华（2012）的研究也证明了这一点。

不同工作年限的消防员在生活事件影响、创伤后成长、创伤后应激障碍方面有显著的差异。其中工作年限在一年以下的消防人员创伤后的自我成长相比于其他年限的较高，可能是工作年限较短，且普遍年龄在18~29岁之间，目睹或经历的救援工作较少，心态较好，创伤后自我成长较快。

三、社会支持对PTSD具有预测作用，能够提高心理自护能力

20世纪70年代，社会学家、心理学家、流行病学家和精神病学家分别从他们的专业领域对社会支持（Social Support）进行了大量的研究。社会支持通常是指来自社会各方面，包括父母、亲戚、朋友等，给予个体的精神上或物质上的帮助和支持的系统。社会支持对心理健康的作用机制主要有主效果模型、缓冲器模型、动态效应模型。主效果模型认为

社会支持有普遍的增益作用。缓冲器模型则认为，社会支持仅在应激条件下，缓冲压力事件对个体身心状况的消极影响，更倾向于预防治疗这一功能。动态效应模型认为，原有的社会支持主效应与缓冲器模型都不符合实际情况，应将社会支持和压力同时作为自变量通过直接或间接作用对身心健康起作用。

社会支持可以构成缓冲，保护个体免受经历创伤的负面结果的发生或降低其严重性，这与社会支持的缓冲器模型理论一致。Brewin、Andrews和Valentine（2000）的研究认为社会支持是PTSD的最强预测因素。本研究中，消防员的领悟社会支持水平较高，属于高社会支持。在已进行的相关分析中，社会支持与PTSD呈显著负相关，且社会支持的所有维度都与PTSD呈负相关。社会支持水平高时，消防员的PTSD降低。Ozer（2003）的研究发现，社会支持对PTSD具有很强的预测作用，并且具有长久保护的效果。笔者在研究中发现，以社会支持为预测变量，PTSD为因变量时的回归分析中，社会支持对PTSD有着明显的预测作用。这与张春艳，左丹（2009）的研究和郑裕鸿、范方、喻承甫等（2011）的研究结果相一致。

四、消极应对增加PTSD的风险，而积极应对可发挥保护性作用

应对方式可以简单地理解为个体在具体的压力情境中，为减轻压力的影响而有目的地采取的认知和行为的手段、方法和策略。个体的应对方式影响着应激反应的性质与强度，进而调节着应激与应激结果之间的关系。

应对方式分为积极应对和消极应对两种。积极应对倾向于寻求支持、改变价值观念体系和看到事物美好的一面等，消极应对方式则倾向于回避问题和发泄情绪。积极应对对心理健康起着积极的作用，消极应对对心理健康起着负面作用。根据Wegner（1994）的心理控制逆加工理论，采用逃避和幻想否认痛苦经历等消极应对，可能会导致心理控制逆效应的发生，最终反而加深了负性情绪和痛苦经历对其心理健康的影响，PTSD发生概率增加。本研究中，消防员的积极应对平均分为22.64，消极应对平均分

为8.40，由此可见，消防员的积极应对得分远高于消极应对得分。在已进行的相关分析中，PTSD与消极应对为正相关，与积极应对为负相关，说明消极应对是PTSD的危险因素，而积极应对是保护性因素。当应对方式为积极应对时，消防员的PTSD症状会减轻。不仅是消防员，Russell等人（2012）也研究得出积极乐观的应对方式和青少年PTSD症状减少有关。当以应对方式为预测变量，PTSD为因变量进行回归分析时，应对方式对PTSD有明显的预测作用。

社会支持和应对方式经常作为自变量和调节或中介变量来影响PTSD。根据社会支持的缓冲器模型来看，社会支持不仅对个体的应激起缓冲作用，而且有利于维持个体的良好身心状况，保持心理健康，可以作为调节变量存在。伍新春、张宇迪和林崇德（2013）的研究也指出，社会支持在创伤暴露程度和PTSD之间起调节作用。本研究在进行调节效应分析时，回归模型显著，社会支持起负向调节作用，也就是说，应激事件影响PTSD，当应激事件受到高的社会支持水平影响时，消防员的PTSD程度会降低。

五、心理学培训影响消防人员创伤后成长的水平

是否经历过心理学相关培训也对各变量有一定的影响。心理学培训有助于降低患者的焦虑、抑郁风险，提高其健康行为的依从性，从而改善其生活质量。调查研究发现，经历过心理学培训的消防人员在创伤后成长的得分高于未经历过相关培训的消防人员；经历过心理学相关培训的消防人员在应激事件、生活事件的影响以及PTSD的得分均低于未经历过相关培训的消防人员。说明适时适当进行一些心理学相关培训，有利于降低应激事件、生活事件和PTSD的影响。

六、创伤后自我成长

创伤后成长（Post-Traumatic Growth，PTG）指的是个体经历过创伤

性事件斗争而产生的积极变化，分为是否与他人相关、是否产生新的可能性、个体力量是否增强、对生活的欣赏以及精神改变这五个维度。PTG既是个体与创伤积极抗争的结果，也是个体在处理和接受创伤中的自身积极变化的过程。

过往一些研究发现，创伤后自我成长与PTSD的相关性并不明显，此外，在一些临床研究中显示，创伤后成长与创伤后应激障碍呈现正相关。已进行的相关数据分析中显示，创伤后成长与PTSD呈现出显著的负性相关，且创伤后成长的所有维度都与PTSD呈现出负相关。说明当创伤后成长水平较高时，消防人员患PTSD概率将有所降低。另外，本研究在进行创伤后成长与PTSD的中介效应分析时，回归模型均显著，根据中介作用检验程序，表明创伤后成长水平会影响PTSD的水平，但不是完全影响。

创伤后成长在应激源和PTSD之间起中介作用。在已知的文献和研究中，创伤后成长会作为一个因素来影响PTSD。我国对创伤后成长的临床应用最早是在2008年汶川地震后。认知适应性理论认为，一个主体所经历过威胁到他自身的创伤性事件时，心理成长的过程需关注三个主要问题：（1）在不利的事件中寻求意义与发展；（2）试图保持对自己生活的最小感知控制；（3）努力增加自身价值感和自尊。在本次调查研究中，在将创伤后成长作为中介变量，PTSD作为因变量，应激事件作为自变量的回归分析中发现，自变量应激事件对因变量PTSD的线性系数显著，表明可进行下一步分析；应激事件对创伤后成长的线性系数显著，可进行下一步分析；经第三步创伤后成长对PTSD的线性系数显著。当三个系数均显著时，根据中介作用的检验程序，创伤后成长对PTSD有着部分的中介作用。在以创伤后成长为中介变量，PTSD为因变量，生活事件作为自变量时的回归分析中，自变量生活事件对因变量PTSD的线性系数显著；生活事件对创伤后成长的线性系数显著；创伤后成长对PTSD的线性系数显著。当三个系数均显著时，根据中介作用的检验程序，创伤后成长对PTSD有着部分的中介作用。

七、希望与乐观

希望是疾病治疗过程中的一个重要心理功能，可促使患者减轻痛苦、树立信心、缓解应激状态，是患者应对疾病的重要策略。美国心理学家斯奈德认为，希望是一种积极的动机性状态，以追求成功的路径和动力交互作用为基础，包括三个主要成分，分别为目标、路径思维和动力思维。

国外大量定性和定量研究表明，希望能淡化疾病造成的痛苦和身体功能障碍；心理方面，希望使人相信目前的处境能够改变，带给人们面对困境的勇气；社会功能方面，希望有助于使患者维持生活，增强社会功能的适应性，获得较多的社会支持。研究者还发现了希望对人们的工作满意度和工作表现有着积极的影响。高希望水平的个体，一般自我效能感较高，这使得他们在工作中充满自信和创造力，对工作充满热情和满意，因此能够在工作有良好的表现和工作成就。根据希望理论，国外的研究者们针对临床医学提出了希望疗法。目标主要是帮助人们树立清晰的目标，找出多种达到目标的路径，激励自己去追求目标，并把障碍看作应当面对的挑战。

国内近几年也开始了希望以及希望理论的研究。在研究量表方面，陈灿锐、申荷永和李淅琮（2009）探讨了成人素质希望量表的信度和效度。赵必华、孙彦（2011）研究了Snyder的儿童希望量表（中文版）的信效度，张冲（2011）在文献分析和专家咨询的基础上新编制了中小学生希望量表，经检验量表具有良好的信效度。

Scheier、Carver和Bridges（1994）首次提出了气质性乐观的概念，认为气质性乐观是对未来好结果的总体期望。温娟娟、郑雪、张灵（2007）认为是一种人格特质，其理论核心是个人对未来事件的积极期望，相信事件的好结果更有可能发生，表现为一种积极的解释风格。

美国心理学家塞利格曼以归因研究理论为基础，认为乐观是一种解释风格。解释风格是指个体对成功或失败进行归因时表现出来的一种稳定倾向，具有稳定性，并把解释风格分为两种：乐观解释风格和悲观解释风格，乐观解释风格将坏事件归因于外部的、不稳定的、具体的原因，将好事归因于内部的、稳定的、普遍的原因；悲观解释风格将好事归因于外部的、不稳定的、具体的原因，将坏事归因于内部的、稳定的、普遍的原因等。塞林格曼认为一个人选择乐观还是悲观，取决于其解释问题与挫折的方式是采取乐观的归因方式，还是悲观的归因方式。乐观产生健康、康复、精神，而悲观却导致相反的结果。对事件的解释方式是后天学的，人们可以通过学习，将悲观的归因方式转向乐观的归因方式。这就是习得乐观。学会乐观能保护儿童在未来免受抑郁和焦虑的侵袭，而且乐观与成年人的幸福度相关。

在已进行的相关分析中，乐观得分与PTSD成正相关，LOT-R乐观问卷计分规则为得分越低，乐观水平越高。即乐观水平得分越低，乐观程度越高，PTSD发生率越低。

希望水平和乐观水平均与PTSD有显著相关。希望水平与PTSD呈显著负相关。社会支持、希望和乐观和患者PTSD症状显著负相关，在控制协变量的影响下，社会心理因素的解释力为30.7%。此外，研究进一步证实了希望和乐观部分地中介了社会支持与PTSD症状之间的关系。

希望和乐观作为积极的心理资源，有助于人们在问题中找到积极的意义，减少消极的情绪。消防人员作为PTSD的高发人群，对PTSD采取措施干预时，也可以关注于希望和乐观的培养。

参考文献

[1] Alloway R, Bebbington P. The buffer theory of social support—a review of the literature [J] . *Psychological Medicine*, 1987, *17* (01): 91-108.

[2] Beaton, R., Murphy, S., Johnson, C., Pike, K. & Corneil, W. Exposure to Duty-Related Incident Stressors in Urban Firefighters and Paramedics [J] . *Journal of Traumatic Stress*, 1998, *11* (4): 821-828.

[3] Ben D, K S, Scotti, et al. L. Prevalence of posttraumatic stress disorder symptoms in firefighters [J] . *Work Stress*, 2006, *20* (01): 37-48.

[4] Bernstein DP, Stein J, Newcomb M, et al. Development and validation of a brief screening version of the Childhood Trauma Questionnaire [J] . *Child Abuse and Neglect*, 2003, *27* (2): 169-190.

[5] Brewin. C. R., Andrews, B., & Valentine, J. D. Meta-analysis of risk factors for post-traumatic stress disorder in trauma-exposed adults [J] . *Journal of Consulting and Clinical Psychology*. 2000, *68*: 748-766.

[6] Chiu S, Webber M P, Zeig-Owens R, et al. Performance characteristics of the PTSD Checklist in retired firefighters exposed to the World Trade Center disaster [J] . *Annals of Clinical Psychiatry*, 2011, *23* (02): 95-104.

[7] Cohen S, Wills TA. Stress, social support, and the buffering hypothesis [J] . *Psychological Bulletin*, 1985, *98* (02): 310-357.

［8］Folkman S, Lazarus RS, Gruen RJ, et al. Appraisal, coping, health status, and psychological symptoms ［J］. *Journal of Personality and Social Psychology*, 1986, *50*（03）: 571–579.

［9］Ghavami, M, Sadeghi, H, Mohammadi, E. 5 The Effectiveness of Narrative Therapy on the Decrease of Social Phobia in the Female High School Students: Isfahan ［J］. *International Journal of Academic Research in Bussiness & Social Science*. 2014, *4*（9）: 469–477.

［10］Hankin BL. Childhood maltreatment and psychopathology: prospective tests of attachment, cognitive vulnerability, and stress as mediating processes ［J］. *Cognitive Therapy Research*, 2005, *29*（6）: 645–671.

［11］Jeff Greenberg, Sheldon S, et al. Why do people need self-esteem? Converging evidence that self-esteem serve an anxiety buffering function ［J］. *Journal of Personality and Psychology*, 1992, *63*（6）: 287–288.

［12］Kessler, R. C., Chiu, W. T., Denler. O., et al. Prevalence, severity and comorbidity of 12-month DSM-IV disorders in the National Comorbidity Survey Replication ［J］. *Archives of General Psychiatry*, 2005, *62*（06）: 617–627.

［13］Lazarus RS, Delonqis A, Folkman S, et al. Stress and adaptational outcomes. The problem of confounded measures ［J］. *American Psychologist*, 1985, *40*（07）: 770–785.

［14］Luszczynska A, Cieslak R. Protective, promotive, and buffering effects of perceived social support in managerial stress: the moderating role of personality ［J］. *Anxiety Stress Coping*. 2005, *18*（03）: 227–244.

［15］McMahon EM, Corcoran P, McAuliffe C, et al. Mediating effects of coping style on associations between mental health factors and selfharm among adolescents ［J］. *Crisis*, 2013, *34*（04）: 242–250.

［16］Mrazek PJ, Haggerty RJ, eds. *Reducing Risks for Mental Disorders*: *Frontiers for Preventive Intervention Research* ［M］. Washington, National Academy Press. 1994.

［17］Nemeroff CB, Bremner JD, Foa EB, et al. Posttraumatic stress disorder: A state-of the science review ［J］. *Journal of Psychiatric Research*, 2006, *40* (01) : 1-21.

［18］Nina Ogiska-Bulik. Social support and negative and positive outcomes of experienced traumatic events in a group of male emergency service workers ［J］. *International Journal of Occupational Safety and Ergonomics*, 2015, *21* (02): 119-127.

［19］Ozer EJ, Best SR, Lipsey TL, et al. Predictors of posttraumatic stress disorder and symptoms in adults: A me-ta-analysis ［J］. *Psychological Bulletin*, 2003, *129* (01): 52-73.

［20］Park CL, Adler NE. Coping style as a predictor of health and well-being across the first year of medical school ［J］. *Health Psychology*. 2003, *22* (06): 627-631.

［21］Ravan A, Esfandeyari M. The role of Narrative Therapy in reducing Social anxiety and improve Social interactions ［J］. *Day International Journal of Science*. 2016, *5* (1): 2277-5536.

［22］Russell S, Subramanian B, Russell PS, et al. Psychopathology, traumatic life events, and coping skills among patients attending a primary-care adolescent clinic ［J］. *Indian Journal of Pediatrics*, 2012, *1* (79): 52-59.

［23］Scheier, M. F., C. S. Carver & M. W. Bridges. Distinguishing optimism from neuroticism (and trait anxiety, self-mastery, and self-esteem): a reevaluation of the Life Orientation Test ［J］. *Journal of Personality & Social Psychology*, 1994, *67* (6): 1063.

［24］Stearns, G. M. A Multivariate Approach to the Investigation of

Stress in the Royal Canadian Mounted Police［D］. Regina：University of Regina，1992.

［25］Strom JL. The Impact of Social Support on Outcomes in Adult Patients with Type 2 Diabetes：A Systematic Review［J］. *Current Diabetes Reports*，2012，*12*（06）：769-781.

［26］Vott E，Manion I. Suicide，high-risk behaviors，and coping style in homeless adolescent males' adjustment［J］. *Journal of Adolescent Health*，2004，*34*（03）：237-243.

［27］Wegner DM. Ironic processes of mental control［J］. *Psychological Review*，1994，*101*：34.

［28］Young PM，Partington S，Wetherell MA，et al. Stressors and Coping Strategies of UK Firefighters during On-duty Incidents.［J］. *Stress & Health Journal of the International Society for the Investigation of Stress*，2014，*30*（05）：366-376.

［29］白一鹭. 消防员社会支持、工作倦怠与创伤后应激障碍的关系研究［D］.北京：首都师范大学，2014.

［30］陈灿锐，申荷永，李淅琮. 成人素质希望量表的信效度检验［J］.中国临床心理学杂志，2009，17（01）：24-26.

［31］陈昊思，于佳，陆安琪，等.早期心理创伤经历与大学生过激行为相关性研究［J］.长春理工大学学报，2012，7（11）：116-117.

［32］陈熔宁.叙事团体辅导对大学生社交焦虑的干预研究［D］.广州：南方医科大学，2018.

［33］程文红，刘漪，范娟，等.青少年抑郁障碍患者的早期创伤史研究［J］.中国初心理卫生杂志，2007，（05）：326-342.

［34］邓松蕊，丁洁，冯彬. 团体心理咨询对乳腺癌患者焦虑、抑郁情绪的影响研究［J］.大家健康（学术版），2016，10（9）：184.

［35］段泉泉，胜利.焦虑及抑郁自评量表的临床效度［J］.中国心理

卫生杂志，2012，（09）：676-679.

［36］范兴华，方晓义. 友伴的社会支持与大学生自尊的关系. 中国临床康复，2005，9（8）：93-97.

［37］方梅青. 阅读疗法辅助治疗焦虑性神经症［J］. 中国实用神经疾病杂志，2015，17（18）：58-60.

［38］冯跃民，马春鹏. 基层消防官兵职业心理应激及应对［J］. 武警学院学报，2007，23（08）：62-64.

［39］高新义，杨凤池. 社会建设视角下城市社区心理健康服务实践探索［J］. 中国全科医学，2013，16（2B）：537-538.

［40］高新义，杨凤池，等. 新疆克拉玛依社区老年人的孤独状况与心理卫生水平分析［J］. 中国健康心理学杂志，2009，11（17）：1339-1341.

［41］郭素然，辛自强，耿柳娜. 事件影响量表修订版的信度和效度分析［J］. 中国临床心理学杂志，2007（01）：15-17.

［42］郭玉珍. 北京市长青园社区站门诊患者103例焦虑抑郁状态筛查［J］. 中国临床康复，2005，6（9）：10-11.

［43］海倩，张俊丽. 特质焦虑影响因素研究综述［J］. 才智，2010，（30）：173-174.

［44］何剑骅. 童年创伤、抑郁易感人格与抑郁的关系研究［D］. 烟台：鲁东大学，2016.

［45］季卫东，周国权，方文莉，等. 团体心理辅导对社会居民心理危机脆弱性和应付方式的影响［J］. 中国社会医学杂志，2010，2（27）：15-18.

［46］姜乾金. 领悟社会支持量表（PSSS）［J］. 中国心理卫生杂志，1999，（增刊）：131-133.

［47］蒋霞，朱菊红，张兰，等. 舟曲泥石流灾后儿童创伤后应激障碍与应对方式的关系［J］. 中国神经精神疾病杂志，2013，39（08）：489-492.

［48］解亚宁.简易应对方式问卷［M］//心理卫生评定量表手册.北京：中国心理卫生杂志社，1999：124-126.

［49］景雅芹，贺司琪，贺金波，等.社交焦虑的生物学基础：生理、遗传和进化的证据［J］.心理科学进展，2015（08）：1418-1427.

［50］李东斌，刘敏岚，朱毅曼.修订自测健康量表在山区农村中学教师中的测试［J］.中国心理卫生杂志，2004，7（18）：474-476.

［51］李荐中.我国社区心理咨询工作开展现状及改进策略［J］.中国全科医学，2007，10（11）：871-873.

［52］李林，王娅囡，刘颖.团体心理干预联合放松训练对护士失眠状态及工作压力、应对方式的影响［J］.齐鲁护理杂志，2019，9：31-34.

［53］李文利，钱铭怡.状态特质焦虑量表中国大学生常模修订［J］.北京大学学报（自然科学版），1995，（01）.

［54］李洋，彭丽华，陈雅儒.灾后消防救援人员创伤后应激障碍分析［J］.现代生物医学进展，2011，11（04）：775-779.

［55］李永慧.希望特质团体心理辅导对大学生考试焦虑干预效果研究［J］.中国临床心理学杂志，2019，1（27）：206-209+142.

［56］廖峻，白蕊，罗承.积极心理资本对大学新生焦虑的影响［J］.中国健康心理学杂志，2019，7：1085-1088.

［57］林美春.高中生家庭环境、父母教养方式与心理健康的关系研究［D］.福州：福建师范大学，2005.

［58］刘翠秀，韦耀波.中学生自尊与人际关系发展研究［J］.继续研究教育，2008（9）：103-105.

［59］刘东台，李小健.社交焦虑障碍发展成因探讨（综述）［J］.中国心理卫生杂志，2008，（05）：376-381.

［60］刘好贤，桑志芹，吴垠.非结构式团体心理咨询过程中领导者干预策略的定性研究［J］.中国心理卫生杂志，2018，32（5）：395-400.

［61］刘学语，赵云娜，王英杰.团体心理干预对精神分裂症患者家属

焦虑抑郁的影响［J］.慢性病学杂志，2019，1（29）：22–24+30.

［62］刘正奎，吴坎坎，王力.我国灾害心理与行为研究［J］.心理科学进展，2011，19（08）：1091–1098.

［63］刘志芬.社会支持的研究综述［J］.文教资料，2011（30）：127–128.

［64］卢蓉，张晓燕.武汉某高校学生焦虑状况相关因素调查分析［J］.吉林医学，2013（22）：4487–4488.

［65］罗伏生，沈丹，张珊明.青少年焦虑和抑郁情绪特征研究［J］.中国临床心理学杂志，2009，（04）：468–470.

［66］潘彦玙，张小红.浅析高中生的焦虑、抑郁与家庭环境的关系［J］.国际精神病学杂志，2017，（01）：98–101.

［67］钱芳.健康教育于神经症患者焦虑、抑郁情绪的影响观察［J］.当代护士，2019，4：119–122.

［68］钱铭怡.变态心理学［M］.北京：北京大学出版社，2006：228.

［69］邱婷.单亲家庭初中生心理弹性及其与人格、家庭环境的相关研究［D］.长沙：湖南师范大学，2012.

［70］饶顺曾，陈碧霞.社区老年人焦虑、抑郁状况的调查［J］.上海精神医学，2002，（14）：77–79.

［71］阮婧，王赵伟，任荣，等.大学生英语焦虑与童年期创伤的相关性［J］.当代教育实践与教学研究，2016，（11）：273–274.

［72］邵瑾，樊富珉，鲁小华.团体咨询成员相互共情的影响因素——基于社会关系模型［J］.中国临床心理学杂志，2018，26（2）：610–614.

［73］孙言平，董兆举，衣明纪，等.1307名成年学生儿童期性虐待发生情况及其症状自评量表测试结果分析［J］.中华儿科杂志，2006，（01）：21–25.

［74］唐日新，解军，林崇德.自尊水平划分方法与青少年自尊的现状.心理科学，2006，29（3）：550–552.

［75］唐颂亚，安静，周世杰. 童年期创伤与反社会人格障碍的关系［J］. 中国临床心理学杂志，2016.（01）：155-159.

［76］万爱兰，卢和丽，郭明，等. 南昌市初中生焦虑情绪现状及影响因素分析［J］. 中国公共卫生，2013，（03）：415-417.

［77］汪向东，王希林，马弘. 心理卫生评定量表手册［M］. 北京：中国心理卫生杂志社，1999：166-168.

［78］王佳宁. 内蒙古大学生家庭环境、自尊与抑郁的关系研究［D］. 呼和浩特：内蒙古师范大学，2016.

［79］王敏，季益富. 焦虑障碍患者依恋模式及相关因素分析［J］. 中华行为医学与脑科学杂志，2015，24（05）：438-442.

［80］王瑶，李瑞峰. 军人社会支持、应对方式和自我效能感与总体幸福感的关系［J］. 心理研究，2008，1（03）：54-57.

［81］位东涛. 生活事件与神经质影响焦虑的神经机制［D］. 重庆：西南大学，2014.

［82］魏东红. 医学院新生适应期焦虑水平评价及社会——心理因素分析［J］. 中国初级卫生保健，2014，（11）：101-105.

［83］温娟娟，郑雪，张灵. 国外乐观研究述评［J］. 心理科学进展，2007，（01）：129-133.

［84］温忠麟，侯杰泰，张雷. 调节效应与中介效应的比较和应用［J］. 心理学报，2005（02）：268-274.

［85］吴文源. 焦虑自评量表［M］//心理卫生评定量表手册. 北京：中国心理卫生杂志，1999：235-238.

［86］伍新春，张宇迪，林崇德. 中小学生的灾难暴露程度对创伤后应激障碍的影响：中介和调节效应［J］. 心理发展与教育，2013，（06）：641-648.

［87］肖薇莹. 心理资本与社交焦虑的关系：不确定性忍受力和应对方式的中介［D］. 上海：上海师范大学，2018.

［88］谢芳.儿童期心理虐待与忽视经历、成人依恋对大学生手机成瘾的影响研究［D］.南京：南京师范大学，2016.

［89］许军，王斌会，胡敏燕，等.自测健康评定量表的研制与考评.中国行为医学科学，2000，1（9）：65-68.

［90］杨凤池，高新义.我国社区心理卫生工作的可行模式探讨［J］.中国全科医学，2008，11（3）：234-235.

［91］杨凤池.关于社区心理卫生服务模式的探索，中国全科医学，2002，5（11）：849-850.

［92］杨莉萍，D.D.珀金斯.中国大陆社区心理学发展的现状、困难与机遇［J］.华东师范大学学报（教育科学版），2012，30（02）：48-56.

［93］杨晓云，杨宏爱，刘启贵，等.创伤后应激检查量表平民版的效度、信度及影响因素的研究［J］.中国健康心理学杂志，2007，15（01）：6-9.

［94］张冲，Wonking Mencius.中小学生希望量表编制研究［J］.中国特殊教育，2011，（04）：80-84.

［95］张春艳，左丹.大学新生领悟社会支持与创伤后应激障碍的关系研究［J］.中国健康心理学杂志，2009（10）：1223-1225.

［96］张芳，刘文敬，程文红，等.上海中心城区初中生早期不同创伤类型与抑郁、焦虑情绪的关系［J］.临床精神医学杂志，2017，（02）：85-88.

［97］张景龙.护理学基础［M］.北京：人民卫生出版社，2000：99.

［98］张阔，张赛，董颖红.积极心理资本：测量及其与心理健康的关系［J］.心理与行为研究，2018，8（1）：58-64.

［99］张林，车文博，黎兵.大学生心理压力应对方式特点的研究［J］.心理科学，2005（1）：36-41.

［100］张娜，樊富珉.正念团体干预改善大学生孤独感的效果与过程［A］.中国心理学会议论文集，2013.

［101］张娜，樊富瑕，鲁小华. 团体疗效因子问卷修订：结构、信效度和应用［A］. 中国心理学会议论文集，2013.

［102］张天宏，肖泽萍，王兰兰. 人格障碍倾向者的童年创伤经历研究［J］. 上海精神医学，2007，（02）：101-105.

［103］张晓冬，张弛，宋珺. 团体心理咨询对社区更年期妇女心理健康状况的干预效果分析［J］. 中国全科医学，2008，11（23）：2147-2149.

［104］赵必华，孙彦. 儿童希望量表中文版的信效度检验［J］. 中国心理卫生杂志，2011，25（06）：454-459.

［105］赵艳芳，孙荣花，刘瑞云. 团体认知行为对终末期肾病血液透析患者焦虑抑郁情绪及残余肾功能的影响［J］. 中医药临床杂志，2019，1：177-179.

［106］郑会蓉. 强迫症患者童年精神创伤及家庭环境研究［D］. 武汉：华中师范大学，2006.

［107］郑裕鸿，范方，喻承甫，等. 青少年感恩与创伤后应激障碍症状的关系：社会支持和心理弹性的中介作用［J］. 心理发展与教育，2011，（05）：522-528.

［108］周强，盛东方，曾海萍. 药物治疗联合团体心理治疗对急性期伴焦虑抑郁的住院精神分裂症患者焦虑抑郁的疗效［J］. 中国医药科学，2019，1：176-179.

［109］周喜华. 舟曲灾后1年消防官兵的创伤后应激症状及相关因素［J］. 中国神经精神疾病杂志，2012，38（01）：50-53.

［110］周永安，赵静波，张小远. 广东高校大学生状态、特质焦虑状况及影响因素［J］. 现代预防医学，2013，40（03）：489-492.